Ausgeschlafen

Ysbrand van der Werf

Ausgeschlafen

Alles über guten Schlaf

Übersetzung aus dem Niederländischen
von Bärbel Jänicke

Patmos Verlag

VERLAGSGRUPPE PATMOS

PATMOS
ESCHBACH
GRUNEWALD
THORBECKE
SCHWABEN
VER SACRUM

Die Verlagsgruppe
mit Sinn für das Leben

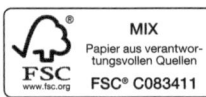

Die Übersetzung dieses Buches wurde von der niederländischen Stiftung für Literatur gefördert. Der Verlag bedankt sich für die Unterstützung.

MIX
Papier aus verantwor-
tungsvollen Quellen
FSC
www.fsc.org   FSC® C083411

Für die Verlagsgruppe Patmos ist Nachhaltigkeit ein wichtiger Maßstab ihres Handelns. Wir achten daher auf den Einsatz umweltschonender Ressourcen und Materialien.

Bibliografische Information der Deutschen Nationalbibliothek
Die Deutsche Nationalbibliothek verzeichnet diese Publikation in der Deutschen Nationalbibliografie; detaillierte bibliografische Daten sind im Internet über http://dnb.d-nb.de abrufbar.

Umschlaggestaltung: Finken & Bumiller, Stuttgart
Gestaltung, Satz und Repro: Schwabenverlag AG, Ostfildern
© Grafiken im Inhalt: Archiv des Autors
Druck: CPI books GmbH, Leck
Hergestellt in Deutschland
ISBN 978-3-8436-1012-4

INHALT

1. Eine rätselhafte Welt

Schlaf ist ein Verhalten mit vielen Facetten. Ein Prozess, in dem eine erstaunliche Welt von wahrnehmbaren Bewegungen, Hirnaktivität, Wachstumsprozessen, Durchblutung, Hormonausschüttungen und mentalen Aktivitäten zutage tritt.

Er nimmt einen bedeutenden Teil unseres Lebens ein und weist in Dauer und Erscheinungsform von der Geburt bis zum Erwachsensein und Alter starke Veränderungen auf. Er ist ein Verhalten, das sich in der Tierwelt im Laufe der Evolution durchgesetzt und erhalten hat. Vom Plattwurm bis zum Elefanten: Sie alle schlafen. Vor allem unter den Säugetieren nimmt der Schlaf vergleichbare Formen an – mit artspezifischen Anpassungen je nach Merkmalen und Lebensumfeld des Tieres. Aufgrund der auffälligen Allgegenwärtigkeit von Schlaf und des Umstandes, dass fast alle Tiere dafür sorgen, Schlaf möglich zu machen, liegt die Annahme auf der Hand, dass Schlaf für den Organismus von großer Bedeutung ist. Auch bei Menschen spielt Schlaf im Alltag und für das Wohlbefinden eine wichtige Rolle. Dennoch bleibt Schlaf ein geheimnisvoller Zustand, über den beinahe täglich neues Wissenswertes publiziert wird, in der Presse, auf Websites und in wissenschaftlichen Veröffentlichungen. Was bewirkt Schlaf? Warum brauchen wir Schlaf? Und können wir eigentlich von »der« Funktion von Schlaf sprechen oder gibt es unterschiedliche Gründe dafür, an einer täglichen länger anhaltenden Zeitspanne verminderten Bewusstseins festzuhalten?

Schlaf regt, wie ich immer wieder feststelle, die Fantasie an. Ich halte Vorträge vor unterschiedlicher Hörerschaft, von Schulkindern bis zu Wissenschaftlern, und dabei wird ein ums andere Mal deutlich: Zum Thema Schlaf hat jeder einen Bezug, man ist ein guter oder schlechter Schläfer, kennt jemanden mit einer Schlafstörung, oder man ist als Kind schlafgewandelt. Auch für

Wissenschaftler ist Schlaf ein faszinierendes Thema. Einerseits wissen wir schon viel über Mechanismen, Hirnprozesse, Schlafbedürfnis, Schlafkrankheiten usw., andererseits können wir auf die simpelsten Fragen noch keine abschließenden Antworten geben. Zum Beispiel: Warum träumen wir? Warum schlafen wir in sich regelmäßig abwechselnden Schlafphasen, den sogenannten Schlafzyklen?

Was das Thema Schlaf angeht, gibt es noch viel zu erforschen, und die Antworten, die wir in den kommenden Jahren zu finden hoffen, werden uns viel über uns selbst lehren, über unsere Möglichkeiten, unsere Schwächen, Fallstricke, Krankheiten und Störungen, über unser Wohlbefinden und über Mechanismen unseres Körpers und Gehirns, die noch ihrer Entdeckung harren. Es ist eine wunderbare Zeit, um Schlafforscher zu sein.

Schlaf ist seinerseits wiederum in einen größeren Prozess eingebettet; mit dem Begriff »zirkadiane Rhythmik« werden die Prozesse der belebten und unbelebten Natur beschrieben, die einen Tag-Nacht-Rhythmus aufweisen. Der Körper von Tieren – und auch der Körper von Säugetieren, wie wir es sind – hat sich an diesen Rhythmus angepasst; im Verhalten und bei den körperlichen Prozessen zeigt sich innerhalb des Tag-Nacht-Zyklus ein Wechsel. Vieles an diesem Rhythmus wird vom Wechselspiel von Licht und Dunkelheit gesteuert und ist daher von der Drehung der Erde um ihre eigene Achse abhängig. Auch der Schlaf hat sich diesem Rhythmus angepasst und geht daher oft mit dem Wechsel von Tag und Nacht einher. Das soll nicht heißen, dass Schlaf von der Nacht abhängig ist: Man denke nur an die Tiere, die tagsüber schlafen und nachts aktiv sind. Im Laufe der Evolution hat sich der Schlaf unseren Lebensumständen angepasst, was in Bezug auf den Menschen bedeutet, dass die Nacht der günstigste Zeitpunkt ist, um sich dem Schlaf hinzugeben.

Tag und Nacht bieten die Möglichkeit zum Schlafen, sie sind aber nicht der Grund für den Schlaf. Worin aber besteht der Grund? Auf diese Frage gibt es keine eindeutige Antwort. Schlaf ermöglicht einen Zustand, in den sich andere Prozesse eingebettet haben, ohne dass für diese Prozesse notwendigerweise Schlaf nötig wäre. Schlaf kann als ein Sammelbecken, besser vielleicht als eine Ansammlung von Prozessen angesehen werden, die sich im Laufe der Evolution zu einem praktikablen Format zusammengefügt haben. Daher ist es auch nicht sinnvoll, in Kategorien wie »der Nutzen des Schlafes« oder »der Grund für den Schlaf« zu denken. Viel wahrscheinlicher ist es, | 9 dass es für Schlaf viele Gründe gibt und dass er für verschiedene Funktionen von Nutzen ist; im Facettenreichtum des Schlafes spiegeln sich all diese Rollen wider.

Beispiele für diese verschiedenartigen Funktionen sind etwa die Ausschüttung von Wachstumshormonen während des Tiefschlafs und die Verarbeitung von Emotionen während des Rapid-Eye-Movement-Schlafs bzw. des REM-Schlafes. Schlaf ist zudem an der Durchblutung der Haut beteiligt; Forscher in Schweden haben nachgewiesen, dass der Begriff »Schönheitsschlaf« keineswegs unsinnig ist: Je länger Testpersonen vom Schlafen abgehalten wurden, desto ungesunder und weniger attraktiv wirkten sie auf externe Beobachter. Außerdem sorgt Schlaf für Instandhaltungs- und Regenerationsprozesse. Aktuelle Studien haben gezeigt, dass im Schlaf eine Art »Ausspülen« des Gehirns stattfindet, bei dem Abfallstoffe entfernt werden. Einiges deutet darauf hin, dass dabei viele Prozesse ablaufen, die nicht immer in Zusammenhang miteinander stehen, im Schlaf aber ihren Platz gefunden haben.

Schlaf ist ein unverzichtbarer Bestandteil unseres Wachstums und unserer Entwicklung, spielt aber auch im Erwachsenenalter noch eine wichtige Rolle. In diesem Buch möchte ich zeigen, wie bedeutsam Schlaf für unsere psychischen und körperlichen Funktionen ist und wie er uns dazu befähigt zu lernen. Kein Wunder, dass Schlaf inzwischen auch von den Arbeitgebern »entdeckt« wurde: Moderne Unternehmen wie Google und Facebook, aber auch eher klassische Unternehmen wie Procter & Gamble haben erkannt, dass sich die Vorzüge, die mit dem Schlafen verbunden sind, auch gewinnbringend zur Steigerung der Produktivität nutzen lassen. Spezielle Schlafsessel am Arbeitsplatz sollen daher ein Nickerchen ermöglichen, um anschließend wieder optimal leistungsfähig zu sein. Es gibt schon neue Unternehmen, die sich Chancen auf diesem Markt ausrechnen und futuristische Schlafkabinen produzieren, um das Schlafen am Arbeitsplatz attraktiv zu machen.

Ein anderer Wachstumsmarkt für Schlafexperten ist der Sportbereich: Athleten sind sich dessen bewusst, dass der Sieg vom Bruchteil einer Sekunde abhängen kann, dem einen Zentimeter, den man der Konkurrenz voraus ist, einer kaum wahrnehmbaren Präzisionssteigerung einer Bewegung. Die Medaillen bei den Olympischen Spielen trennen oft nur wenige Millimeter oder Millisekunden, und wenn Schlaf diesen kleinen Unterschied (gratis) zu bewerkstelligen vermag, kann er den Ausschlag für die Farbe der Medaille geben.

Sportwissenschaftler forschen zurzeit nach den günstigsten Schlafregeln, die sich in die Trainingsprogramme einbauen lassen. Im Schlepptau dieser Untersuchungen versucht auch hier der kommerzielle Handel diese neu errungenen Erkenntnisse gewinnbringend auszuschlachten; ein bekannter Bettenfabrikant wirbt mit Fotos der niederländischen Freistilschwimmerin und Olympiasiegerin Ranomi Kromowidjojo, um den Eindruck zu erwecken, dass Schlaf – und zwar Schlaf in den Betten dieses Fabrikats – den Unterschied zwischen Gold und Silber ausmachen kann.

Kromowidjojo erzählte einmal bei einer Tagung, auf der es speziell um das Thema Schlaf und Leistungssport ging, dass sie ihren Schlaf sehr ernst nehme und auch tagsüber versuche, ein Nickerchen zu machen, wenn es ihr Trainingsplan zulasse. Bemerkenswert ist dabei, dass ihre Schlaflatenz, also die Zeit zwischen dem Zubettgehen und dem Einschlafen, kaum eine Minute beträgt, was normalerweise auf eine Schlafstörung oder extreme Übermüdung hinweist – Spitzensportler fordern im Training so viel von ihrem Körper, dass es für sie offensichtlich höchst notwendig ist, genügend Schlaf zu bekommen.

Eine dritte Gruppe, die möglicherweise von den Erkenntnissen zum Phänomen Schlaf profitiert, bilden Menschen mit speziellen Krankheitsbildern. Bei vielen neurologischen Erkrankungen wie Alzheimer und Parkinson, aber auch bei Hirnblutungen, multipler Sklerose und einer Reihe weiterer Krankheiten schlafen die Patienten nachweislich schlecht. Auch bei psychiatrischen Erkrankungen ist der Schlaf oft beeinträchtigt: Unter anderem bei Angstzuständen, Depressionen, Manien, der posttraumatischen Belastungsstörung und ADHS bildet eine Schlafstörung einen zentralen Bestandteil der Beschwerden. Da Schlaf sowohl für die Fähigkeit zu lernen und für das Gedächtnis als auch für die emotionale Verarbeitung wichtig ist, wird gegenwärtig untersucht, ob Schlaf zur Verbesserung des Zustands kranker Menschen beitragen oder eine weitere Verschlechterung ihres Zustands eindämmen kann. Und schließlich gibt es auch aus entwicklungspsychologischer Sicht ein großes Interesse am Thema Schlaf: Kinder haben ein größeres Schlafbedürfnis, und offensichtlich ist Schlaf sowohl am Wachstum beteiligt als auch am Lernen und am Erwerb von Fertigkeiten.

2. Wie sieht Schlaf aus?

Die äußere Erscheinungsform von Schlaf kennen wir alle: eine Zeitspanne von Inaktivität, die periodisch auftritt und meistens an den Tag-Nacht-Rhythmus gekoppelt ist, die relativ unbewusst ist oder sein sollte und die gegen Einflüsse von außen einigermaßen immun und von begrenzter Dauer ist. Auch die Voraussetzungen für Schlaf scheinen auf der Hand zu liegen: Bequemlichkeit, eine mehr oder weniger liegende (jedenfalls nicht stehende) Haltung, die Abwesenheit von Gefahr, Müdig- keit.

Doch es kann auch vorkommen, dass Schlaf sich unter Bedingungen einstellt, unter denen er nicht erwünscht ist, beispielsweise bei bestimmten Erkrankungen oder extremer Ermüdung. Ich hielt einmal einen Vortrag über Schlaf und Schlafstörungen und nannte dabei auch die oben erwähnten Randbedingungen; nach Ende des Vortrags sprach mich ein Zuhörer an und erzählte mir, dass er während seines Militärdienstes einmal so müde gewesen sei, dass er im Gehen einschlief und geradeaus lief, obwohl der Weg nach rechts abbog, sodass er im Graben landete. Unter diesen Gegebenheiten hatte die »Regel« von der liegenden Haltung eindeutig nicht mehr gegolten. Viele werden wohl ähnliche Geschichten davon erzählen können, wie sie während ihres Militärdienstes, in ihren wilden Studententagen oder kurz nach der Geburt eines Kindes am Esstisch eingeschlafen sind.

Umgekehrt ist es keineswegs so, dass man automatisch und zwingend einschläft, wenn alle oben genannten Bedingungen erfüllt sind. Die Verzweiflung darüber werden viele Schlaflose kennen: »Ich tue doch alles dafür, wieso schlafe ich nicht ein?« Leider ist es nicht immer so leicht einzuschlafen; es reicht nicht immer aus, sich einfach hinzulegen und die Augen zu schließen. Dieser häufig gehörten Klage widme ich ein eigenes Kapitel (siehe Kapitel 8, »Die Welt eines ungestörten Schlafes«).

Wichtig ist, dass Schlaf im Wesentlichen ein Hirnprozess ist. An anderen Stellen im Körper laufen viele vom Schlaf abhängige Prozesse ab, doch die Steuerung und die Regulierung des Schlafes werden offenbar vom Gehirn überwacht. Das Gehirn koordiniert unseren Schlaf allerdings nicht autonom, sondern wiederum in Zusammenhang mit unserem übrigen Körper und entsprechend der Reize, die von ihm übermittelt werden: Wärme, Bequemlichkeit, Abwesenheit von Schmerz usw.

Im Bereich des Gehirns ist der Goldstandard, um Schlaf zu messen, die Aufzeichnung der elektrischen Aktivität mithilfe des Elektroenzephalogramms (EEG): einer Technik, bei der Elektroden auf die Kopfhaut geklebt werden, um die äußerst schwache elektrische Aktivität der Gehirnzellen zu registrieren.

Die Technik des EEGs wurde zu Beginn des 20. Jahrhunderts entwickelt. Die Pionierarbeit zu dieser Erfindung leistete Hans Berger, der 1924 mit einem einfachen Galvanometer das EEG seines Sohnes aufzeichnete. Seine Studie wurde 1929 publiziert, fand anfangs aber wenig Anerkennung.[1] Hans Berger war daher zwar ein Pionier, zugleich gehörte er jedoch zu den tragischen Figuren der Wissenschaftsgeschichte. Von einer persönlichen Ambition getrieben, die Quellen der »mentalen Energie« in der elektrischen Aktivität des Gehirns zu finden, arbeitete er größtenteils in der Abgeschiedenheit seines Labors in Jena. Seine Resultate wurden seinerzeit kaum beachtet, zumal er einen Großteil seiner Arbeit in Anonymität verrichtete – mitunter wurde er sogar verächtlich gemacht.

Rückblickend gilt er als Erfinder des heute gebräuchlichen EEGs; in der Fachliteratur und innerhalb der Wissenschaft ist er vollständig rehabilitiert. Er selbst hat leider nie erfahren, dass er 1940 für den Nobelpreis vorgeschlagen wurde, in einer Zeit, in der er unter Depressionen litt und sich letztlich das Leben nahm; er erhängte sich in seinem Labor.

Viele der von ihm erkannten (Schlaf)Muster gehören nach wie vor unverändert zu den Bausteinen des EEGs, wie wir es heute kennen. Das EEG ermöglicht uns einen Blick auf die enorme Fülle an Hirnaktivitäten: Wir teilen die gemessene Aktivität nach den Frequenzen der wahrgenommenen Wellen ein; je nach Geschwindigkeit unterscheiden wir, in aufsteigender Reihenfolge, zwischen Delta-, Theta-, Alpha-, Beta- und Gammawellen. Alle diese Wellen treten im normalen EEG eines gesunden Menschen auf, wobei die langsamen Wellen vor allem | 15 bei Inaktivität, wie im Schlaf oder in der Meditation, zu sehen sind, die schnellen Wellen hingegen im Wachzustand und bei anstrengender Hirnaktivität.

Ein wichtiges Merkmal des EEGs, das bei fast allen Personen zu sehen ist, sind die sogenannten Alphawellen, die von Berger 1929 zum ersten Mal beschrieben worden sind: Sie treten im Wachzustand auf, besonders dann, wenn man seine Augen schließt und an nichts Spezielles denkt. Das Gehirn scheint dann in einer Art Stand-by-Modus zu verharren, in dem es auf neuen Input und neue Aktivität wartet. Es gibt auch Theorien, die besagen, dass die Alphawellen gerade für ein aktives Unterdrücken der Hirnaktivität stehen. Wichtig ist, dass diese typischen Alphawellen zwar auf Inaktivität, nicht jedoch auf Schlaf hinweisen: Beim Einschlafen verschwinden sie, und wir sehen dann, wie die typischen Schlafmuster entstehen.

Diese auffallenden Muster der Hirnaktivität sind so charakteristisch und bei allen Menschen so ähnlich, dass man mithilfe des EEGs den Beginn und das Ende des Schlafes definieren und die verschiedenen Schlafstadien anhand dieses Wellenmusters der elektrischen Signale unterscheiden kann. Diese Charakteristika sind sogar so beständig, dass sie dazu genutzt werden können, bestimmte Schlafstörungen zu diagnostizieren. Die weltweit verwendeten Vereinbarungen zur Messung und Einteilung von Schlaf sind ursprünglich 1968 festgelegt worden.[2] Die Methode, die wir heute international nutzen, ist 2012 leicht angepasst worden, wir folgen aber noch immer weitgehend der ursprünglichen Einteilung. Nach dieser Methode zeichnet sich der gesunde Schlaf durch zwei Formen aus: den Rapid-Eye-Movement-Schlaf (REM-Schlaf) und den Non-REM-Schlaf. Diese beiden Formen sind dermaßen verschieden, dass man sich fragen kann, ob sie tatsächlich zum selben Prozess gehören; sie scheinen teilweise ihre eigenen Mechanismen zu haben, die parallel zueinander verlaufen. Dennoch treten REM- und Non-REM-Schlaf in gesundem Zustand brüderlich nebeneinander auf und wechseln einander in einem recht geordneten Rhythmus ab.

EINE SCHRITTWEISE ABSENKUNG

Die leichteste Schlafphase nennen wir Schlafstadium 1. In dieser Phase gleicht die Hirnaktivität sehr der des Wachzustands: ein ziemlich flaches EEG ohne große Ausreißer, das von einer hohen Frequenz, also einer relativ schnellen Aktivität gekennzeichnet ist; ein Zeichen dafür, dass alle Hirnzellen wach und aktiv sind und kreuz und quer Signale abgeben, sodass man in der Messung an der Außenseite des Kopfes nur schnelle kleine Ausschläge sieht.

Ein wichtiges Kennzeichen ist das Wegfallen der Alphawellen, die im Wachzustand auftreten, wenn man ruhig, meistens mit geschlossenen Augen, irgendwo sitzt oder liegt. Diese Wellen kommen während des Schlafes gewöhnlich nicht vor, ihr Verschwinden interpretieren wir als Schlafbeginn. In dieser Phase lässt sich der Schlafende noch leicht wecken und streitet manchmal sogar ab, geschlafen zu haben, wenn man ihn antippt. Kurz vor und zu Anfang dieser Phase kann man als Außenstehender manchmal die rollenden Augenbewegungen erkennen, die Augäpfel drehen sich weg und die Augenlider fallen halb zu. Beobachten Sie einmal Studierende im Hörsaal oder Menschen, die trotz Jetlags versuchen, wach zu bleiben.

In der Phase, die wir Schlafstadium 2 nennen, sehen wir im EEG gewisse Anzeichen, die darauf hinweisen, dass sich der Schlaf fortsetzt und vertieft. Die sogenannten »K-Komplexe« sind starke Ausschläge im EEG, die beispielsweise auftreten, wenn ein unerwartetes Geräusch ertönt: Es scheint sich hierbei mitunter um einen Schutzmechanismus zu handeln, um den Schlafenden im Schlafzustand zu halten.

In diesem Stadium sehen wir neben den K-Komplexen im EEG auch ein anderes Phänomen: kurze, deutlich wahrnehmbare Episoden von einer halben bis zu drei Sekunden mit einer spezifischen Frequenz; wir nennen diese Phänomene »Schlafspindeln«, wegen ihres mehr oder weniger ellipsenförmigen Erscheinungsbildes, das sie wie eine Art Spindel aussehen lässt. Auch die Schlafspindeln sind von Hans Berger zum ersten Mal beschrieben worden.

Schlafspindeln treten manchmal gemeinsam mit K-Komplexen auf, aber auch getrennt davon. Sie werden in der Hirnrinde gemessen, scheinen aber ein Abglanz von Prozessen zu sein, die sich in tiefer gelegenen Hirnbereichen abspielen. Einige Studien weisen darauf hin, dass die Schlafspindeln an Lern- und Erinnerungsprozessen beteiligt sind: Menschen, die mehr dieser Schlafspindeln im Schlaf haben, können anscheinend besser lernen; außerdem treten mehr Schlafspindeln auf, wenn sich jemand zuvor tagsüber sehr intensiv gewisse Fertigkeiten oder Informationen angeeignet hat. Die Schlafspindeln scheinen also sowohl die Lernfähigkeit eines Menschen zu kennzeichnen als auch eine unmittelbare Konsequenz des Lernens zu sein: Menschen mit einer stärkeren »Veranlagung« zu solchen Spindeln sind also besser für das Lernen gerüstet, zugleich werden Schlafspindeln auch durch das Lernen selbst erst erzeugt. Im EEG wirken sie einfach und harmlos, doch in der

Welt der Schlafforschung gelten sie als »hot«: Mehrtägige Kongresse werden darüber abgehalten, und es gibt sogar eine wissenschaftliche Zeitschrift, die sich ausschließlich dem Thema Schlafspindeln widmet.

Wenn es gut läuft, folgt auf das zweite Schlafstadium die dritte Phase, die auch Tiefschlaf genannt wird. In dieser Phase sehen wir im EEG große langsame Wellen, die nur in diesem Stadium vorkommen. Sie sind so langsam, dass manchmal nur eine einzige dieser Wellen pro Sekunde auftritt. Diese langsamen Wellen sind etwas Besonderes: Es sind die stärksten Gehirnwellen, die ein gesunder Mensch normalerweise hervorbringt. Sie können bis zu 200 Mikrovolt groß werden und treten überall in der gesamten Hirnrinde auf. Es wirkt sogar so, als seien fast alle Gehirnzellen an diesen langsamen Wellen beteiligt. Auch in tiefer gelegenen Hirnkernen sind sie nachweisbar.

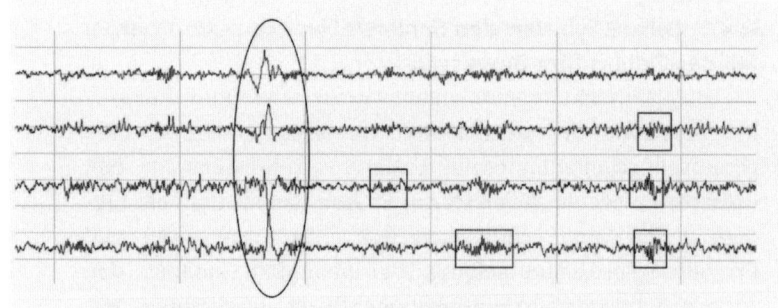

Eine 30-sekündige Aufnahme des EEGs einer schlafenden Person; sie gibt die Messung von vier EEG-Kanälen wieder. Im Oval ist ein K-Komplex verzeichnet, der auf allen Kanälen zu sehen ist; in den Rechtecken sind einige Beispiele für Schlafspindeln erkennbar. Dieses Muster ist typisch für Schlafphase 2 (leichter Schlaf, Non-REM-Schlaf).

Die Wellen werden dadurch hervorgerufen, dass große Gruppen von Hirnzellen gleichzeitig ein bestimmtes Muster zeigen:

Die in der Zelle bestehende Spannung verstärkt sich in einer gewissen Phase von maximal circa einer Sekunde. Damit wird die Zelle eigentlich lahmgelegt; sie kann in dieser Zeit kein Signal empfangen und zu einer anderen Hirnzelle weitergeben – im Unterschied zur Wachphase, in der dies durchaus möglich ist. Diese Phasen wechseln sich mit anderen, ebenfalls maximal eine Sekunde dauernden Phasen ab, in denen die Zelle ihre normale Spannung und Aktivität aufweist. Dieser Wechsel zwischen den beiden Zuständen ist rhythmisch. Durch die große Regelmäßigkeit dieses Rhythmus in dicht beieinanderliegenden Zellen sind diese Rhythmen als deutliche Wellen im EEG messbar; sie sind so stark, dass sie an der Hirnoberfläche oder sogar quer durch den Schädel und die Haut als langsame Wellen gemessen werden können.

Box 1: Lernen wir von den Schlafwellen etwas darüber, wie das Gehirn fürs Bewusstsein sorgt?

Mit diesem Wechsel zweier Phasen, dem anscheinend fast alle Hirnzellen unterliegen, hat es etwas Besonderes auf sich. Es wirkt so, als ob die Zellen wache Phasen hätten, die sich mit absolut inaktiven Phasen abwechseln. Da diese »wachen« Episoden gleichzeitig auftreten, entsteht der Eindruck, als gäbe es Inselchen von maximal einer Sekunde, in denen die Hirnzellen im Prinzip miteinander kommunizieren könnten – so, wie sie es auch bei jemandem tun könnten, der tatsächlich wach wäre. In den inaktiven Phasen dazwischen, die ihrerseits maximal eine Sekunde dauern, ist zwischen den Hirnzellen hingegen keine Kommunikation möglich. Es ist ein faszinierender Gedanke, dass es während des Tiefschlafs solche Zeitinseln gibt, in denen Hirnaktivität und Informationsverarbeitung möglich sind. Man kann sich fragen, ob es tatsächlich so ist, dass in diesen kurzen »Zeit-Inselchen« eine

Art Wachzustand eintritt, und ob in diesen Phasen mentale Aktivität stattfindet, in der es um das Verarbeiten von Eindrücken, Emotionen und Erinnerungen geht. In einem späteren Kapitel werde ich näher auf diese Art der Verarbeitung während des Schlafs eingehen (siehe Kapitel 4, »Schlaf für die Vergangenheit, Schlaf für die Zukunft«).

Eine mögliche Schlussfolgerung ist besonders spannend: Wenn das Gehirn während des Tiefschlafs tatsächlich immer wieder für Phasen von maximal einer Sekunde »wach« ist, warum fühlt es sich dann nicht so an, als ob wir während des Tiefschlafs wach wären? Ist eine Sekunde womöglich die maximale Zeitspanne, in der unsere Hirnaktivität noch unbewusst ist, und würden wir einfach aufwachen, wenn diese Inselphasen länger andauern würden? Lässt sich daraus schließen, dass das Bewusstsein, und der Wachzustand, eine minimale zusammenhängende Phase von einer Sekunde brauchen, um uns auch bewusst zu werden?

In seinem Buch »De vrije wille bestaat niet« (Den freien Willen gibt es nicht) stellt Victor Lamme die These auf, dass das Bewusstsein der Hirnaktivität immer hinterherläuft; aus seiner Sicht ist Bewusstsein eine Ergänzung, die das Gehirn dem in der Vergangenheit liegenden Verhalten nachträglich hinzufügt.[3] Ein Torwart, der in eine bestimmte Ecke hechtet, macht dies aufgrund aller möglichen komplexen reflexartigen Schaltungen in seinem Gehirn, der Prozess der Bewusstwerdung und Erklärung seines Handelns vollzieht sich bei ihm jedoch erst, nachdem er den Ball gehalten hat oder auch nicht. Nach Lammes Darstellung benötigt das Gehirn eine Phase von etwa einer halben Sekunde, um unser eigenes Verhalten zu erklären und »so zu tun, als ob« das Verhalten eine bewusste Handlung gewesen wäre. Ein provokativer Gedanke, doch Lamme führt allerlei interessante Messungen und Experimente an, die diesen Gedanken allem Anschein nach bestätigen.

Aus der Schlafforschung ergibt sich nun also der damit in

Zusammenhang stehende Gedanke, dass diese Ergänzung des Gehirns in Phasen, in denen diese »wache« Hirnaktivität maximal eine Sekunde dauert, nicht stattfindet und der Schlafende daher nie das Gefühl haben wird, bei Bewusstsein oder wach zu sein.

Das ist alles äußerst spekulativ, und weltweit wird danach geforscht, ob diese Aktivität in diesen »Zeit-Inselchen« tatsächlich mit dem Wachzustand vergleichbar ist oder ob es doch noch andere Unterschiede gibt. Es ist gut möglich, dass das EEG in diesen Zeit-Inselchen zwar aussieht wie ein EEG im Wachzustand, sich unterschwellig aber dennoch von ihm unterscheidet, sodass ein Wachbewusstsein nicht möglich ist. Das ist noch experimentell zu erforschen, zum Beispiel durch eine künstliche Verlängerung der Phase der langen Wellen über eine Sekunde hinaus: Wird der Schlafende dann wach, oder wird er im Nachhinein schildern, dass er im Schlaf eine Art von Erlebnis hatte?

Es scheint, als würden die Schlafstadien 1, 2 und 3 in zunehmender Stärke aufeinanderfolgen; die Übergänge zwischen den Schlafstadien sind möglicherweise eher fließend als absolut. Doch dann geschieht aus dem Tiefschlaf heraus etwas fast Magisches: Die hohen Wellen und tiefen Täler verschwinden und innerhalb einer Minute kann sich die raue See in ein ziemlich flaches EEG verwandeln, das am ehesten noch dem einer wachen Person gleicht. Und doch liegt diese Person fast bewegungslos in einem augenscheinlich tiefen Schlaf; dabei handelt es sich um den REM-Schlaf, der so anders als die zuvor beschriebenen Schlafphasen ist, dass er zu einer anderen Kategorie zu gehören scheint. Es ist diese Phase, in der die typischen Träume mit den lang ausgesponnenen Erzählsträngen, den manchmal unverständlichen visuellen Bildern, aber auch die furchterregenden Träume und Albträume vorkommen.

In einem Großteil dieses Schlafstadiums, aber nicht die ganze Zeit über, treten die charakteristischen Augenbewegungen auf, der diese Phase ihren Namen verdankt. Die Augen bewegen sich schnell und ruckartig, die Augenlider bleiben dennoch geschlossen. Welche Funktion diese Augenbewegungen haben, ist unklar, obgleich viel darüber spekuliert wird: Spiegeln sie den Traum wider, als ob er von innen betrachtet würde? Oder haben sie nichts mit dem Traum zu tun? Die Augenbewegungen sind umso auffälliger, als der Rest des Körpers gerade schlaff, fast gelähmt ist: die Skelettmuskulatur, die Muskeln,

die man für bewusste Bewegungen verwendet, sind nicht aktiv. Das ist vielleicht auch gut so, denn käme man in die Versuchung, seine Träume auszuleben, könnte es bei einem selbst

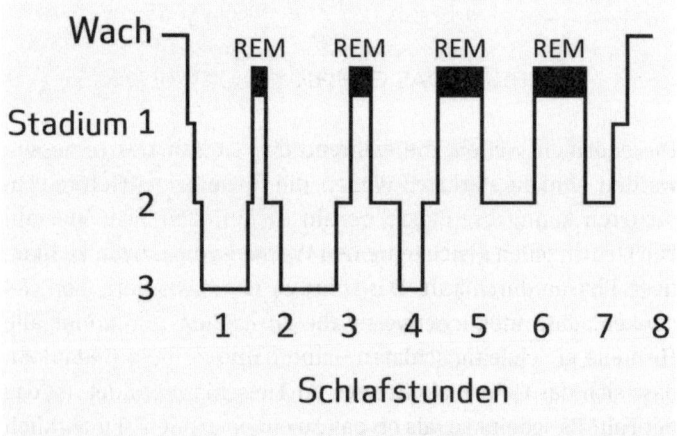

Idealisierte Wiedergabe des Verlaufs eines Nachtschlafs; ein Schlaf-zyklus dauert ungefähr 90 Minuten und besteht aus einer allmäh-lichen Vertiefung des Non-REM-Schlafs (Stadien 1, 2 und 3), gefolgt von einer REM-Schlaf-Phase. Eine Nacht besteht aus einer Reihe solcher Zyklen, wobei sich der Anteil des Tiefschlafs (Stadium 3) im Laufe der Nacht verringert, während der Anteil des REM-Schlafs im Laufe der Nacht zunimmt.

und möglicherweise dem eigenen Bettpartner oder sogar der Umgebung zu unangenehmen Schäden kommen. Es gibt eine Krankheit, bei der die Bewegungen im REM-Schlaf nicht oder nur ungenügend unterdrückt werden, wir bezeichnen diese Krankheit als *REM sleep behavior disorder*, abgekürzt RBD. In den Kapiteln über Schlafstörungen und Träume komme ich noch ausführlicher darauf zurück. In der Tat kommt es bei dieser Krankheit vor, dass sich die Betroffenen selbst verletzen, während sie davon träumen, Tennis oder Basketball zu spielen, oder zum Beispiel glauben, flüchten zu müssen. Mein eigener Großvater litt unter dieser Krankheit. Er hat mir erzählt, dass er meiner Großmutter nachts einen Tritt versetzt habe, und als sie ihn dann fragte, was los sei, nur schlaftrunken gemurmelt habe: »Ich habe ein Tor geschossen.«

SCHLÄFT DAS GEHIRN ALS GANZES?

Die enormen Wellen, die während des Tiefschlafes gemessen werden, sind die stärksten Wellen, die ein gesundes Gehirn produzieren kann; ihre Stärke beruht darauf, dass eine Vielzahl von Gehirnzellen gleichzeitig den Wechsel von aktiven zu inaktiven Phasen durchläuft. Das führt zu dem faszinierenden Gedanken, dass möglicherweise alle Hirnzellen und somit alle Hirnteile gleichzeitig schlafen – und damit zu dem Gedanken, dass sich das Gehirn als Ganzes im Tiefschlaf befindet. Ist das der Fall? Es scheint so, als ob das zu einem großen Teil wirklich so ist. Im tiefsten Schlaf, im Stadium 3, sind jedenfalls alle Hirnzellen der Hirnrinde und auch die tiefer gelegenen Hirnkerne wie der Thalamus und der Hirnstamm daran beteiligt. Es ist jedoch ein subtiler Verlauf zu beobachten, demzufolge die langsamen Wellen im Durchschnitt häufiger an der Vorderseite des Gehirns ihren Anfang nehmen und deshalb auf dieser Seite den anderen Wellen ein wenig vorauslaufen. Doch das bewegt sich im Bereich von Millisekunden, sodass die Synchronität der Hirnzellen letztlich doch am auffälligsten ist.

In der Hirnforschung hat man sich sehr lange Zeit vorwiegend auf die Hirnrinde konzentriert. Vor einigen Jahren sprach ich mit einem Kollegen am Forschungsinstitut, der über das Kleinhirn, das Cerebellum, arbeitet: einem Teil, der sich im rückwärtigen Bereich des Gehirns unterhalb der Hirnrinde befindet. Dieser Teil sieht unter dem Mikroskop ganz anders aus als die Hirnrinde, mit viel mehr dicht gedrängten Körnerzellen und großen Zellen dazwischen, sogenanntem Purkinjezellen, die im Gehirn nirgendwo sonst vorkommen. Dieser Teil des Gehirns ist für die Koordination und Korrektur von Bewegungen wichtig. Im Gespräch fragten wir uns, ob das Kleinhirn wohl auch schläft. Eine Frage, die wir für sehr naiv hielten; zu unserem Erstaunen zeigte es sich jedoch, dass man das eigentlich nicht weiß. Daher initiierten wir gemeinsam ein Projekt zur Erforschung dieser Frage. Diese neue Studie ist noch nicht abgeschlossen, doch nach unserer vorläufigen Schlussfolgerung schläft das Cerebellum tatsächlich. Auffallend ist, dass der Schlaf im Cerebellum dem Schlaf der Hirnrinde folgt, als würde er an einem Gängelband geführt.

Andere aktuelle Studien haben sich in jüngster Zeit mit der Theorie eines »lokalen Schlafes« befasst, d. h. der Möglichkeit, dass die einzelnen Teile des Gehirns nicht gemeinsam und in Gänze schlafen, sondern vielleicht auch getrennt voneinander. Das scheint unter besonderen Umständen vorzukommen. Ein Beleg dafür ist womöglich die schon erwähnte Anekdote des Wehrpflichtigen, dessen Bewusstsein wegdämmerte, während der Hirnmechanismus fürs Weitergehen noch funktionierte. Auch das Schlafwandeln, das bei Kindern häufig auftritt, mit zunehmendem Alter aber meistens verschwindet, scheint ein Beispiel für dieses Phänomen zu sein. In jüngster Zeit wurde berichtet, dass das Gehirn von Menschen, die in einer ihnen fremden Umgebung schlafen, möglicherweise auch »ein Auge offen hält«; der Schlaf ist dann offenbar nicht gleichmäßig über das Gehirn verteilt, vielmehr zeigt eine der beiden Hirnhälften Eigenschaften, die dem Wachzustand ähneln.

Diese Befunde müssen noch bestätigt werden, doch sie scheinen darauf hinzudeuten, dass das menschliche Gehirn abhängig von den jeweiligen Umständen die Fähigkeit hat, flexibel mit der Schlaftiefe und damit, wieweit es in Gänze einschläft, umzugehen. Man kann sich vorstellen, dass ein solches Verhalten evolutionär vorteilhaft sein kann, wenn man sich gezwungen sieht, an einem unbekannten, potenziell gefährlichen Ort zu schlafen, mit all den Gefahren wie Überfällen und Angriffen von Raubtieren. Im Kapitel über Schlaf bei Tieren gehe ich darauf noch ausführlicher ein: Bei einigen Tierarten, zum Beispiel bei Walen, Delfinen und Zugvögeln, lässt sich tatsächlich beobachten, dass die Hirnhälften abwechselnd schlafen.

Box 2: Die persönliche Faszination des Hirnforschers

Die Vielfalt der Hirnaktivitäten, die sich aus dem EEG einer schlafenden Person ablesen lassen, ist enorm: Mehr als andere Methoden, mit denen wir die Hirnaktivität erfassen, bietet das EEG einen Einblick in Prozesse, die sich innerhalb von Millisekunden abspielen. Für einen Hirnforscher ist es spannend, sich die Messergebnisse einer schlafenden Person anzusehen, da dies für mein Gefühl dem »Gedankenlesen« am nächsten kommt. Die charakteristischen K-Komplexe und Schlafspindeln des leichten Schlafes, die langsamen Wellen des Tiefschlafs und der auffallende Übergang vom Tiefschlaf zum REM-Schlaf vermitteln einem den Eindruck, unmittelbaren Einblick in das Gehirn zu haben. Das ist eine Faszination, die mein eigenes Interesse an der Hirnforschung nach wie vor anspornt; nach 13 Jahren Schlafforschung finde ich es noch immer aufregend, auf das EEG einer Testperson, die im Zimmer neben dem Kontrollraum im Schlaf liegt, zu blicken und zu sehen, welche Hirnaktivität sich abspielt. Natürlich ist das kein echtes Gedankenlesen, bei dem man den Inhalt der mentalen Aktivität sehen könnte, doch es ist nach wie vor spannend zu sehen, dass sich eine Person im REM-Schlaf befindet und die typischen Augenbewegungen zeigt, die darauf hinweisen, dass sie gerade träumt.

3. Wie viel sollte man schlafen?

Kaum etwas bietet zu so vielen Fragen Anlass wie das Thema, wie lange man schlafen sollte. Einerseits hören wir ständig, wie wichtig Schlaf ist und dass Schlafmangel zu Krankheiten und Leistungsabfall führt, andererseits ist oft auch die Ansicht zu vernehmen, dass viel zu schlafen ein Zeichen von Faulheit sei. Führer von Großmächten, Wirtschaftstycoons und Berühmtheiten brüsten sich gerne damit, wenig zu schlafen. Wer früh aufsteht, sei im Arbeitsleben immer einen Schritt voraus. Und schlägt man mit Schlaf nicht sowieso nur seine Zeit tot? Wenig zu schlafen wird oft mit Disziplin und Elan in Verbindung gebracht; von Berühmtheiten wie Mozart, Margaret Thatcher, Donald Trump und vielen anderen heißt es, dass sie pro Nacht nur wenige Stunden Schlaf bräuchten. Dem lassen sich jedoch andere Beispiele von Menschen wie Churchill entgegenhalten, der auf seinen Schlaf großen Wert legte und sogar in seiner Dienstwohnung ein Bett hatte, um seinen geliebten Mittagsschlaf halten zu können.

Wie viel sollten wir nun wirklich schlafen? Gibt es eine Regel, die auf jeden anwendbar ist? Besteht ein Zusammenhang zwischen Persönlichkeit, Fähigkeiten oder Leistungen und der Menge an Zeit, die jemand mit Schlafen verbringt? Die Wahrheit ist natürlich, dass die optimale Schlafdauer eine individuelle Angelegenheit ist und jeder seine eigene optimale Schlafdauer hat. Gleichwohl hat man durchaus Beziehungen zwischen Persönlichkeit einerseits und Schlafdauer und Schlafgewohnheiten andererseits entdeckt. Es besteht sogar ein Zusammenhang zwischen Sterbewahrscheinlichkeit und Schlafdauer.

Manche Menschen stehen pfeifend auf, sind beim Klingeln des Weckers oder vielleicht sogar schon kurz davor hellwach und bereit für den Tag; andere kommen kaum aus dem Bett und leben erst im Laufe des Tages auf, bis sie dann abends zu ihrer Bestform finden; viele Menschen bewegen sich zwischen diesen Extremen.

Der eigene Chronotyp, der besagt, in welchem Maß man ein Morgen- oder Abendmensch ist, scheint offenbar weitgehend in jedem von uns festgelegt und in gewissem Maße erblich bedingt zu sein. Im Laufe des Lebens tritt allerdings eine Verschiebung auf: Kinder (im Alter von ca. 2–10 Jahren) werden oft früh wach, sie sind eindeutig Morgenmenschen, was in der Schulzeit gewiss praktisch ist. In der Pubertät verschiebt sich das drastisch, wobei die meisten Menschen in ihrer späten Adoleszenz, etwa im Alter zwischen 18 und 20 Jahren, Abendmenschen sind. Was nicht ohne Folgen bleibt, wenn bei Dingen, die in dieser Zeit anstehen, wie dem Abitur, dem eventuellen Beginn einer weiterführenden Ausbildung oder dem Eintritt ins Berufsleben, auf diesen verschobenen Chronotyp keine Rücksicht genommen wird. Von Vorlesungen und Praktika weiß ich nur allzu gut, wie langsam die Studierenden morgens auf Touren kommen; nur mit Müh und Not gelingt es ihnen, rechtzeitig da zu sein, vor allem wenn sie in dieser Lebensphase zum ersten Mal alleine wohnen und gerade dabei sind, das Nachtleben für sich zu entdecken. Später verschieben sich die durchschnittlichen Schlafpräferenzen wieder etwas in die entgegengesetzte Richtung; im Erwachsenenalter entwickeln Menschen einen stabilen individuellen Chronotyp. Im Alter verändert sich das offenbar wieder Richtung Morgentyp. Ungeachtet dieser altersbedingten Verschiebungen sind die Unterschiede zwischen Menschen ziemlich konstant: Der eigene Chronotyp begleitet einen sein Leben lang. Zu den Unterschieden zwischen Morgen- und Abendtyp wurde viel geforscht; diese Unterschiede sind nicht eindeutig und allgemeingültig, aber es scheinen sich doch Muster abzuzeichnen. So sind Morgentypen durchschnittlich weniger anfällig für Depressionen und anscheinend effizienter und zielgerichteter. Es gibt übrigens immer auch Ausnahmen von solchen Statistiken, wie ich mir als eingefleischtem Abendtyp zugutehalte ...

EXTREME KURZSCHLÄFER:
MYTHOS ODER WIRKLICHKEIT?

Kurz zu schlafen wird oft glorifiziert, und diese Ansicht bestärkt offenbar die Vorstellung, mit Schlaf vergeude man bloß seine Zeit. Stellen Sie sich einmal vor, Sie bräuchten nicht ihre üblichen acht, sondern nur drei Stunden Schlaf. Was könnten Sie mit dieser Zeit nicht alles anfangen? Sie könnten eine Sprache lernen, ein komplettes Studium absolvieren oder sich sportlich verbessern, da Sie ja nun mehr Zeit zum Üben und Trainieren hätten. Viele von uns werden wohl schon versucht haben, eine Zeit lang weniger zu schlafen. Ein paar Nächte mag das gut gehen; meistens muss man jedoch dafür den Preis bezahlen und den verpassten Schlaf wieder nachholen.

Hochproduktive und einflussreiche Menschen behaupten dennoch gern, wenig Schlaf zu brauchen. Damit scheint sich eine Art Stolz zu verbinden, als sei es ein Zeichen von Überlegenheit, wenig zu schlafen; man wird selten einen Regierungschef hören, der sich damit brüstet, ein ausgesprochener Langschläfer zu sein. In einem Gespräch mit seinem belarussischen Kollegen Alexander Lukaschenko klagte Vladimir Putin 2016, wegen des Drucks, der auf ihm laste, nur zu fünf Stunden Schlaf zu kommen; es fragt sich, ob er das auch gesagt hätte, wenn er gewusst hätte, dass die Mikrofone schon eingeschaltet waren.

Entsprechen die Behauptungen extremer Kurzschläfer der Wirklichkeit? Zu Menschen, die behaupten, mit wenigen Stunden Schlaf auszukommen, ist nur in begrenztem Maß geforscht worden. Aus dieser Forschung scheint sich tatsächlich zu ergeben, dass Kurzschläfer äußerst effizient schlafen, sie haben eine kurze Einschlafphase und sinken schnell in den Tiefschlaf. Offenbar wird in solchen Fällen der Schlaf so komprimiert, dass sie dennoch auf das optimale Maß an Tiefschlaf kommen. Die Dauer des REM-Schlafes ist jedoch deutlich kürzer, nur ungefähr halb so lang.

Man hat den Versuch unternommen, solche Schlafmuster mit Persönlichkeitsmerkmalen in Zusammenhang zu bringen. Daraus ergab sich, dass Kurzschläfer häufiger aktiv, extrovertiert, anpassungsfähiger und weniger depressiv und ängstlich sind. In den Behauptungen über Kurzschläfer scheint daher doch einiges Wahres zu stecken. Doch leider ist es nicht so, dass man einfach beschließen kann, dann eben deutlich kürzer zu schlafen, um auf einen Schlag aktiver und unternehmungslustiger zu werden. Unsere jeweiligen Schlafpräferenzen sind in unseren genetischen Anlagen verankert. Strukturell zu wenig zu schlafen, birgt allerdings Gesundheitsrisiken in sich. Für jeden von uns gilt, dass sich sein oder ihr optimales Funktionieren daran knüpft, die eigenen Schlafpräferenzen wahrzunehmen und den körperlichen Bedürfnissen Rechnung zu tragen.

IST SCHLAFEN TÖDLICH?

Nicht nur kurz zu schlafen, auch lang zu schlafen scheint schlecht für uns zu sein. Ein sehr einflussreicher Artikel ging aus einer Studie hervor, die 1959 von der American Cancer Society begonnen wurde; sie teilten Fragebögen an mehr als eine Million Menschen aus und untersuchten sie in bestimmten Zeitabständen erneut. 1988 wandte man sich noch einmal an die Befragten und ermittelte Krankheiten, Todesfälle und den Gesundheitszustand der Probanden.[4] Die Resultate waren aufschlussreich. Aus der Studie ging hervor, dass die am häufigsten vorkommende Schlafdauer bei acht Stunden lag. Gleichzeitig ergab sich, dass die Sterberate in dieser Gruppe höher lag als in der Gruppe, die durchschnittlich sieben Stunden schlief!

Auch ein zu kurzer Schlaf stand in Relation zu einer höheren Sterberate, aber erstaunlicherweise nicht so deutlich, wie man vermuten sollte. Die Männer und Frauen, die durchschnittlich vier Stunden schliefen, wiesen eine geringere Sterberate auf als diejenigen, die acht oder mehr Stunden schliefen. Man er- rechnete, dass fünf Prozent aller Todesfälle mit einem mehr als siebeneinhalbstündigen Schlaf einhergingen. Wenn diese Relation ursächlich wäre, das heißt, wenn längeres Schlafen der Grund für den Tod wäre, stünde Schlafen damit an vierter Stelle der Todesursachen in der amerikanischen Bevölkerung; es würde dann beispielsweise mehr Opfer fordern als Diabetes.

Eine wichtige Randbemerkung ist natürlich, dass die Studie nur Zusammenhänge aufweist, keine Ursachen; es besteht eine Korrelation, aber kein Kausalzusammenhang. Spätere Untersuchungen haben die höheren Sterberaten von Kurz- und Langschläfern bestätigt, die Relation jedoch noch weiter verdeutlicht. Bei alten Menschen trat sie am stärksten zutage: Der Zusammenhang von langem Schlafen und einem höheren Sterberisiko erwies sich nur für ihre Gruppe als zutreffend. Außerdem war das lange Schlafen anscheinend weniger Ursache als Ausdruck anderer Krankheiten; die Senioren schliefen oft länger, weil ihnen Krankheiten in den Knochen steckten, die letztlich auch der Grund für ihren frühzeitigeren Tod waren.

Beispiele solcher Krankheiten sind Depressionen, die manchmal dazu führen, dass die Betroffen länger im Bett bleiben und länger schlafen, oder Atemstörungen während des Schlafes, wodurch der Schlaf immer wieder unterbrochen wird und sich daher über einen längeren Zeitraum ausdehnt. Außerdem kann länger zu schlafen auch ein allgemeines Anzeichen für einen schlechten Gesundheitszustand oder sogar ein Anzeichen für einen beginnenden Sterbeprozess sein.

Doch es sind auch Mechanismen in Betracht zu ziehen, aufgrund deren längeres Schlafen tatsächlich für eine größere Sterbewahrscheinlichkeit ursächlich sein könnte. Sie könnte auf eine Deregulierung der Körperrhythmen (die in Kapitel 9 zur Sprache kommen) oder die Verbindung zwischen Schlaf und Immunsystem zurückzuführen sein. Aus solchen Untersuchungen werden wir die Antwort auf diese Fragen allerdings nie erfahren, denn aus Fragebogenstudien lassen sich keine ursächlichen Zusammenhänge erschließen. Nur experimentelle Studien, in denen Menschen über längere Zeit bewusst eine längere oder kürzere Schlafzeit zugestanden wird, könnten darüber Aufschluss geben. Doch solche Experimente sind aus offensichtlichen Gründen ethisch nicht verantwortbar.

Für kurzes Schlafen gilt derselbe Vorbehalt, doch wurden in diesem Fall häufiger Gruppen erforscht, die freiwillig oder umständehalber kürzer schliefen. Aus diesen Studien geht hervor, dass Menschen, die aufgrund einer Schlafstörung strukturell kurz schlafen, zu Hause oder am Arbeitsplatz ein erhöhtes Unfallrisiko haben.

Auch Menschen, die aufgrund ihrer Arbeitssituation oder sozialer Verpflichtungen kürzer schlafen, laufen eher Gefahr zu verunglücken, weil sie tagsüber schläfrig sind; denken Sie nur an die bekannten Unfälle von LKW-Fahrern, die vom Schlaf übermannt die Kontrolle über das Lenkrad verlieren.

Obwohl kein klarer kausaler Zusammenhang nachweisbar ist, sind die Ergebnisse auffallend: Intuitiv sollte man meinen, die am häufigsten vorkommende Schlafdauer sei auch die »gesündeste« bzw. stünde in Relation mit der geringsten Sterberate. Doch die Studien zum Zusammenhang von Schlafdauer und Lebenserwartung lassen klar erkennen, dass die Menschen mit der am häufigsten vorkommenden Schlafdauer durchschnittlich früher sterben als diejenigen, die eine Stunde weniger schlafen. Außerdem muss man wesentlich weniger lange schlafen, als man vielleicht vermutet, um das Sterberisiko zu erhöhen: die Verteilung ist ungleichgewichtig. Eine Stunde kürzer zu schlafen als der Durchschnitt ist weniger schlimm als eine Stunde länger.

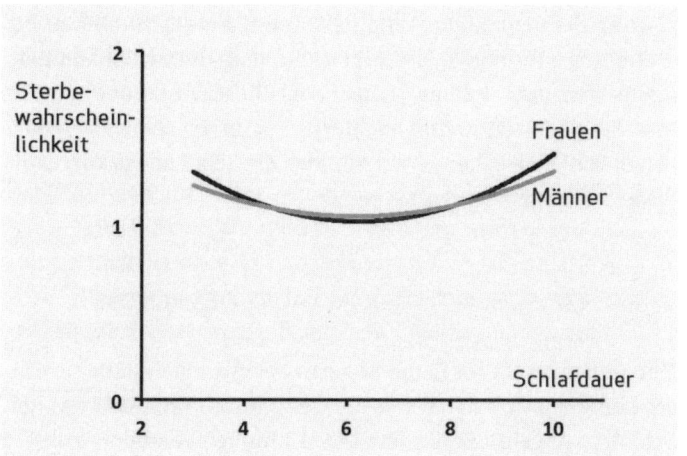

Die Sterbewahrscheinlichkeit im Laufe von sechs Jahren nach der Befragung zur Schlafdauer, nach der Studie von Kripke und Kollegen aus dem Jahr 2002. Die Wahrscheinlichkeit wurde mit der Gruppe verglichen, die durchschnittlich sieben Stunden schlief, der Gruppe also, bei der die geringste Sterbewahrscheinlichkeit festgestellt wurde. Sowohl länger als auch kürzer zu schlafen erhöht die Sterbewahrscheinlichkeit. Bei Männern ist zum Beispiel die Sterbewahrscheinlichkeit für diejenigen, die durchschnittlich acht Stunden schlafen, zwölf Prozent höher, verglichen mit denen, die durchschnittlich sieben Stunden schlafen.

Es ist schwierig, aus solchen epidemiologischen Studien eine Empfehlung für die Schlafdauer abzuleiten. Wenn die kürzere und längere Schlafdauer, die in Relation zum Sterben steht, tatsächlich auf andere Ursachen zurückgeht, dann kann man sich nicht mir nichts, dir nichts entscheiden, kürzer oder länger zu schlafen und damit in einer günstigeren Gruppe landen. Eine vorsichtige Schlussfolgerung, die man aus dieser Studie ziehen kann, besteht darin, dass ein wenig kürzer zu schlafen nicht schlimm ist; jedenfalls besser als zu lang im Bett liegen zu bleiben und dabei auch noch zu schlafen. Die Vorteile einer Reduzierung der Schlafdauer sind bekannt: Sie wirkt vorteilhaft bei Stimmungsstörungen, sie sorgt dafür, dass der Schlaf kompakt bleibt und man weniger lange wach liegt. Außerdem schläft man am nächsten Abend leichter ein. Also: Folgen Sie Ihren eigenen Schlafvorlieben, doch schlafen Sie lieber etwas kürzer als etwas zu lange.

DIE SCHLAFDAUER IM LAUFE DES LEBENS

Der Schlaf macht im Laufe unseres Lebens eine deutliche Entwicklung durch, sowohl was die Gesamtdauer als auch was den Schlaftyp angeht.[5] Besonders in der Kindheit verändert sich der Schlaf stark. Schon in der Gebärmutter wird geschlafen. Direkte Messungen des Gehirns des Fötus sind natürlich nicht möglich, aber dank einer Reihe findiger Lösungsansätze wissen wir dennoch viel über den Schlaf *vor* der Geburt.

Der Schlaf von zu früh geborenen Babys kann gemessen werden. Aus solchen Studien lässt sich ableiten, dass die Hirnaktivität, die mithilfe des EEGs bis zur 32. Schwangerschaftswoche gemessen wird, undifferenziert ist und keine deutlichen Hinweise auf einen Unterschied zwischen einem Wach- und einem Schlafzustand oder sogar zwischen verschiedenen Schlafstadien erkennen lässt. Ab der 32. Woche bilden sich im EEG Unterschiede heraus, wobei zunächst zwischen einem Wach- und einem Schlafzustand, dann um die 35. Woche herum auch zwischen verschiedenen Schlaftypen unterschieden werden kann, die Merkmale von Non-REM-Schlaf und REM-Schlaf aufweisen.

Gegen diese Studie ließe sich einwenden, dass zu früh geborene Kinder vielleicht schon eher Schlaf ausbilden als Kinder, die termingerecht geboren werden, aber das scheint nicht der Fall zu sein. Erstens unterscheidet sich der Verlauf der Schlafentwicklung von zu früh geborenen und normal geborenen Kindern nicht voneinander: Babys, die nach einer regulären Schwangerschaft geboren werden, zeigen dasselbe Schlafmuster wie zu früh geborene Babys, die aber vom Zeitpunkt der Zeugung an gerechnet gleichaltrig sind.

Zweitens konnte in jüngster Zeit mithilfe eines Hirnscanners auch die Hirnaktivität von Babys während der Schwangerschaft gemessen werden. Bei dieser Untersuchung wird eine Methode verwendet, die als Magnetenzephalographie bezeichnet wird. Im Gegensatz zum EEG müssen dazu keine Elektroden auf dem Kopf befestigt werden, es gibt vielmehr einen Helm, in den der Proband in einer Studie oder ein Patient seinen Kopf stecken kann. Mithilfe des Helms wird dann die magnetische Aktivität des Gehirns, die stark mit elektrischer Aktivität vergleichbar ist, gemessen. Weltweit haben einige Forschungsgruppen diese Methode für Untersuchungen schwangerer Frauen genutzt. Sie haben sie gebeten, statt ihres Kopfes ihren Bauch in den Helm zu stecken. So kann man zwar schwach, aber unverkennbar die Hirnaktivität des Fötus auf eine sichere und relativ einfache Weise messen.

Auch diese Untersuchung zeigte, dass Schlaf sich bereits in der Gebärmutter nachweisen lässt und schon in zwei unterschiedlichen Stadien äußert, wobei fast vollständig ein Schlafzustand überwiegt, der einem REM-Schlaf entspricht. Bemerkenswert ist, dass in diesem REM-Schlaf bereits die charakteristischen Augenbewegungen zu beobachten sind. In Kapitel 10 werde ich auf diese Augenbewegungen und deren Bedeutung eingehen, aber es erscheint jedenfalls unwahrscheinlich, dass sie in diesem Stadium mit dem Sehvermögen in Zusammenhang stehen. Die Schlafstarre oder Schlaflähmung, die wir als Erwachsene während des REM-Schlafs kennen, ist noch unvollständig ausgebildet, es lassen sich allerdings Muskelzuckungen wahrnehmen.

Während der Schwangerschaft und in den allerersten Wochen nach der Geburt überwiegt der REM-Schlaf, aber schon im Verlauf der ersten Lebensmonate nimmt dessen Anteil ab und der Anteil des Non-REM-Schlafes zu. Im Übrigen schläft ein Neugeborenes den größten Teil der Zeit, durchschnittlich sechzehn Stunden am Tag, obwohl hierbei große Unterschiede bestehen. Diese Wach- und Schlafphasen folgen noch keinem klaren Tag-Nacht-Rhythmus, sondern scheinen vor allem von der Nahrungsaufnahme bestimmt zu werden.

Schon im ersten Lebensjahr verändert sich der Schlaf, er beginnt Merkmale des Erwachsenenschlafs zu zeigen, einschließlich der zuvor erwähnten Merkmale des EEGs, etwa die Schlafspindeln und die K-Komplexe. Bis zur Pubertät nimmt die Schlafdauer allmählich ab, der Anteil des REM-Schlafs verringert sich. In dieser Phase wird auch schon deutlich, wie wichtig Schlaf für die Leistungsfähigkeit ist. Bei Kindern in einem Alter zwischen fünf und zwölf besteht eine Relation zwischen Schlafdauer und schulischen Leistungen, Kinder, die länger schlafen, bringen bessere Leistungen. Auch Verhaltensprobleme wie Aggression und Hyperaktivität stehen in Beziehung zu einer kurzen Schlafdauer.

Die Pubertät ist eine Phase, in der sich Veränderungen schneller vollziehen. In Zusammenhang mit diesen raschen körperlichen und emotionalen Veränderungen reduziert sich auch plötzlich die Dauer des Tiefschlafs und gleicht sich dann in etwa der eines Erwachsenen an. Wie bei vielen Entwicklungsschritten in dieser Zeit sind die Mädchen den Jungen hierbei im Durchschnitt zwei Jahre voraus. In der Pubertät wird auch deutlicher, in welcher Wechselwirkung Schlaf und Verhalten zueinander stehen. So leidet der Schlaf beispielsweise unter dem Stress, den man im sozialen Bereich oder in der Schule erlebt. In einer Studie mit gut zweihundert Teenagern zwischen vierzehn und fünfzehn haben wir in unserem Schlaflabor untersucht, wie sich Stress auf den Schlaf auswirkt. Zwischen dem schulischen Stress einerseits und der Dauer und Qualität des Schlafs andererseits ließen sich deutliche Zusammenhänge aufzeigen.

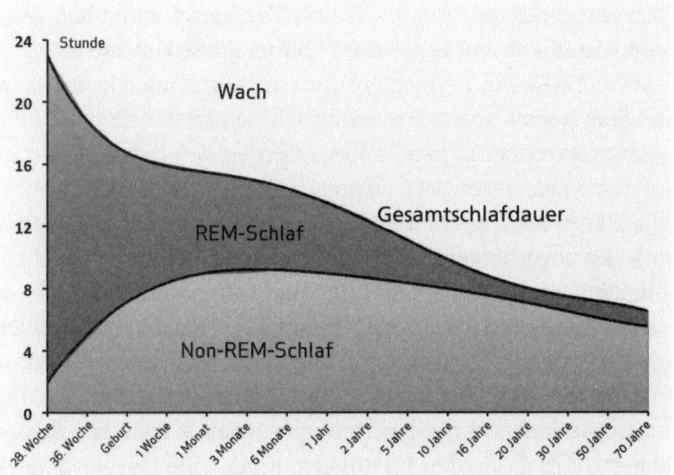

Eine Darstellung der Veränderung in der Zusammensetzung des Schlafes von der Zeit vor der Geburt bis ins hohe Alter (nach De Weerd und Schreuder, 2013⁶). Bis zur Geburt umfasst die Schlafdauer den größten Teil des Tages und der Anteil des REM-Schlafs ist hoch. Im ersten Lebensjahr verändert sich das schnell, besonders der Anteil des REM-Schlafs an der Gesamtschlafdauer nimmt merklich ab. Nach der Kindheit bleibt die Dauer des REM-Schlafs stabil, während der Non-REM-Schlaf nach und nach immer weiter abnimmt.

Dabei hatte der Schlaf der Mädchen mehr als der der Jungen zu leiden. Interessant war, dass die Stressauswirkungen auf den

Schlaf bei Kindern, die durch ihr Zuhause, ihre Freunde und Lehrer ein gutes soziales Auffangnetz hatten, kompensiert wurden. Auch diese puffernde Wirkung fiel bei Mädchen wiederum stärker aus.[7]

In der Pubertät verändert sich nicht nur der Schlaf selbst in hohem Tempo, auch der Chronotyp Pubertierender verschiebt sich stärker hin zu einem ausgesprochenen Abendtyp. In dieser Phase macht das Gehirn aufgrund der Reifung von Hirnrealen und der Verbindungen zwischen diesen Arealen wichtige Veränderungen durch. Aus der Forschung zum Gehirn und dem Verhalten Pubertierender, wie sie beispielsweise in Eveline Crones Buch »Das pubertierende Gehirn« beschrieben wird, geht deutlich hervor, dass Hirnregionen, die mit Belohnung und Risikoverhalten zu tun haben, eher reifen als Hirnregionen, die an rationalen Abwägungen und vorausschauendem Denken beteiligt sind.[8] Dadurch können Jugendliche in der Pubertät leicht in eine Situation geraten, in der sie stärker nach Herausforderungen suchen, ohne dabei die Konsequenzen in Betracht zu ziehen. Für ausreichend Schlaf zu sorgen, kann dann mitunter nicht an oberster Stelle stehen. Die Kombination aus Stressempfindlichkeit, der Verschiebung zu einem späteren Schlafrhythmus und all den spannenden Dingen, die dem Schlaf womöglich in die Quere kommen, kann dazu führen, dass viele Heranwachsende in der Pubertät nicht ausreichend schlafen, mit der Folge, dass sie tagsüber müde sind und sich ihre schulischen Leistungen verschlechtern.

Im Erwachsenenalter ergeben sich wieder andere Gründe für Schlafprobleme. Der Ausbildungs- oder Arbeitsdruck oder auch die Geburt von Kindern kann zu Schlafmangel führen. In den Medien wird viel über die 24-Stunden-Wirtschaft geklagt, in der Schlaf keinen natürlichen Raum mehr finde. Umgebungslicht, die permanente Präsenz der sozialen Medien, Stress und Verpflichtungen sollen die Dauer unseres Schlafes im Laufe der letzten Jahrzehnte reduziert haben.

Tatsächlich kommen einige Studien zu diesem Ergebnis: In einer Langzeitstudie in Finnland[9] fand man heraus, dass sich die Schlafdauer von 1972 bis 2005 allmählich verringert hat und die Diagnose Schlaflosigkeit häufiger gestellt wurde. Doch der Effekt war gering; in den dreiunddreißig Jahren, die die Studie abdeckte, betrug die durchschnittliche Schlafreduktion gerade einmal achtzehn Minuten. Ein Nachteil dieser Studie bestand darin, dass die Schlafeigenschaften anhand von Fragebögen ermittelt wurden, die gemessene Schlafdauer daher von den individuellen Berichten der Teilnehmenden abhing und möglicherweise unter der subjektiven Wahrnehmung einer Zunahme von Druck und Stress litt. In einer im Jahr 2016 durchgeführten, groß angelegten Meta-Analyse mit insgesamt mehr als 6000 Beteiligten, in der eine objektive Schlafmessung durchgeführt wurde, konnten keine Belege für eine Schlafreduktion in den vergangenen fünfzig Jahren gefunden werden. Möglicherweise ist die Vorstellung, dass wir in epidemischem Ausmaß schlecht schlafen, auch auf die Aufmerksamkeit zurückzuführen, die wir den Konsequenzen eines schlechten Schlafes widmen. |

Doch auch wenn es zutrifft, dass wir als Population im Durchschnitt nicht weniger schlafen, zeigt sich doch, dass diejenigen, die nachweislich schlechter schlafen, in ihrer Leistungsfähigkeit beeinträchtigt sind. Eine Studie mit mehr als fünftausend Teilnehmenden in England kam zu dem Ergebnis, dass sich bei denjenigen, die nach fünf Jahren nachweislich weniger schliefen, die Aufmerksamkeit, das Gedächtnis und die Konzentration im Vergleich zu denjenigen, die nicht schlechter schliefen, messbar verschlechtert hatte.[10]

Mit zunehmendem Alter verändert sich das Schlafmuster weiterhin; eine häufig gehörte Klage in höherem Alter ist es, subjektiv schlechter zu schlafen. Wie auch sonst bei vielen Körperfunktionen ist die Bandbreite in dieser Altersgruppe am größten, doch im Allgemeinen verringern sich die Tiefe und

Dauer der Tiefschlafphase, verlängern sich die Einschlafzeiten und wird der Schlaf oberflächlicher und fragmentierter. Zum Teil lässt sich dies durch die Zunahme anderer körperlicher Leiden und Beschwerden erklären, die den Schlaf beeinträchtigen, sowie durch die Abnahme körperlicher Aktivität, wodurch sich der Schlafbedarf verringert.

Berüchtigt ist der Einfluss der Wechseljahre, in denen Frauen oft unter einer Fragmentierung ihres Schlafes leiden, ein Zustand, der sich nach den Wechseljahren nicht mehr normalisiert. Ein stärker vom Sitzen geprägter Lebensstil kann es mit sich bringen, dass ältere Menschen seltener an die frische Luft kommen und weniger Tageslicht abbekommen, auch Alkohol- und Koffeingenuss können häufigere Schlafunterbrechungen verursachen.

Die Auswirkungen des Alterns sind beim Non-REM-Schlaf am stärksten, der REM-Schlaf bleibt hingegen relativ verschont. Außerdem verschiebt sich im Alter oft der Rhythmus; ältere Menschen gehen eher zu Bett und stehen früher auf, wodurch sie wieder mehr zu einem Morgentyp werden. Auch im Alter lässt sich der Schlaf noch immer verbessern, wobei auch hier gilt, dass eine nichtmedikamentöse Behandlung der Einnahme von Schlaftabletten vorzuziehen ist (siehe auch Kapitel 8).

Für die Ansicht, dass »ältere Menschen weniger Schlaf brauchen«, spricht nicht viel; zwar nimmt die Schlafdauer insgesamt tatsächlich oft ab, wird aber manchmal zum Teil von Nickerchen kompensiert, sodass sich die Schlafdauer letztendlich nicht wesentlich von der bei Erwachsenen mittleren Alters unterscheidet. Es scheint sich eher so zu verhalten, dass manche ältere Menschen durch die Verschlechterung des Schlafes mit einer subtilen Form chronischer Schlaflosigkeit kämpfen, die sie tagsüber schläfrig werden lässt.

Die altersbedingten Schlafveränderungen können sich durch Hirnerkrankungen noch verstärken: Krankheiten wie Parkinson, Depressionen, Hirnblutungen und vor allem Demenz sind für ihre Auswirkungen auf den Schlaf bekannt. Berüchtigt sind die Erzählungen älterer Menschen, die an Demenz leiden und nachts wach werden; im Dunkeln und auf sich allein gestellt – da die anderen schlafen – verlieren sie häufig die Orientierung und fangen an umherzuirren. Für die Partner oder Betreuenden, die oftmals ebenfalls schon älter sind, kann das eine große Belastung sein. Bei Demenz ist die Schlafstörung mehr noch als der Gedächtnisverlust der wichtigste Grund für eine Aufnahme in eine Pflegeeinrichtung.

In einem gewissen Maße kann Schlaftherapie auch dann noch einen Ausweg bieten. Untersuchungen im Schlaflabor von Professor Eus von Someren haben nachgewiesen, dass sich in Pflegeheimen eine Lichttherapie, bei der große Leuchten in den Gemeinschaftsräumen aufgehängt wurden, im Laufe von zwei Jahren positiv auf den Schlaf auswirkten. Der Schlafrhythmus der Heimbewohner verbesserte sich, weil das Licht den Unterschied zwischen Tag und Nacht spürbarer werden ließ. Im Zusammenhang mit dieser Verbesserung des Schlafes erkannte man bemerkenswerterweise auch, dass sich der kognitive Abbau in der behandelten Gruppe verlangsamte. Natürlich ließ sich die Krankheit durch das Licht nicht heilen, aber durch die Verbesserung des Schlafes verzögerte sich die Verschlechterung ihres Zustands. Wenn sich eine solche Schlafverbesserung schon zu Beginn der Demenz in der häuslichen Situation erreichen ließe, könnte das möglicherweise die Zeit, die ältere Patienten zu Hause wohnen bleiben können, verlängern, was die Lebensqualität der Patienten und ihrer Umgebung womöglich für einige Jahre steigern könnte. Mehr Forschung in diesem Bereich ist sicherlich ratsam.

Es ist deutlich, dass die Dauer und die Qualität des Schlafes unabhängig vom Lebensalter alle beschäftigt. Auf die Frage, wie viel Schlaf wir brauchen, lässt sich keine eindeutige Antwort geben, da die Unterschiede zwischen den Menschen groß sind. Die Diagnose Schlaflosigkeit hat fast etwas Zirkuläres:

Den Stempel »Insomnia« (Schlaflosigkeit) bekommt man erst dann aufgedrückt, wenn man selbst der Auffassung ist, dass man zu wenig schläft und deshalb tagsüber nicht mehr so leistungsfähig ist. Die reine Dauer des Schlafes ist bei dieser Diagnose überhaupt kein Kriterium. Was bedeuten kann, dass bei jemandem, der fünf Stunden schläft und damit zufrieden ist, keine Schlafstörung diagnostiziert wird, bei jemandem, der acht Stunden schläft und das als zu wenig empfindet, hingegen schon. Die Schlafdauer ist von geringerer Bedeutung als die Schlafqualität; Schläfrigkeit am Tage, Gesundheit, Zufriedenheit mit dem eigenen Leben und die Stimmungslage stehen mit der eigenen Schlafzufriedenheit stärker in Zusammenhang als mit der Schlafdauer.

Aus diesen Gründen lässt sich auch kein Rat erteilen, wie lange man schlafen sollte. Doch die Frage nach der optimalen Schlafdauer ist so weit verbreitet, dass sich in den USA 2015 ein Panel mit dieser Frage beschäftigt hat; die National Sleep Foundation hat einen Artikel veröffentlicht, in dem sie für unterschiedliche Altersgruppen eine gewisse Schlafdauer empfiehlt.

Bemerkenswerterweise widersprechen diese Richtlinien den bereits erwähnten Erkenntnissen, nach denen länger zu schlafen die Mortalität erhöht; diese würde bei Erwachsenen schließlich schon ab siebeneinhalb Stunden steigen. Offensichtlich bieten diese Richtlinien für den Einzelnen oder jemanden, der die optimale Schlafdauer eines Kindes einschätzen möchte, kaum einen Anhaltspunkt. Das Einzige, was man tun kann, besteht darin, optimale Rahmenbedingungen zum Schlafen zu schaffen und dann experimentell herauszufinden, was am besten funktioniert und womit man sich am gesündesten fühlt. Als Richtlinie ist hierbei zu beachten, dass ein etwas zu kurzer Schlaf nicht schadet und hilfreich dafür ist, den Schlaf tief genug und im Rhythmus zu halten.

Alter	Empfohlene Schlafdauer	Spanne
0–3 Monate	14–17 Stunden	11–19 Stunden
4–11 Monate	12–15 Stunden	10–18 Stunden
1–2 Jahre	11–14 Stunden	9–16 Stunden
3–5 Jahre	10–13 Stunden	8–14 Stunden
6–13 Jahre	9–11 Stunden	7–12 Stunden
14–17 Jahre	8–10 Stunden	7–11 Stunden
18–25 Jahre	7–9 Stunden	6–11 Stunden
26–64 Jahre	7–9 Stunden	6 –10 Stunden
65 Jahre und älter	7–9 Stunden	5–9 Stunden

Empfehlung der amerikanischen National Sleep Foundation[11] für die Schlafdauer, aufgefächert nach Alterskategorien. Von einer Schlafdauer, die außerhalb der angegebenen Spanne liegt, wird abgeraten. In ihren Empfehlungen sind die Autoren ziemlich vorsichtig, sie wagen keine entschiedenen Aussagen; die Spannen sind weit und ihre Brauchbarkeit daher nicht besonders hoch.

4. Schlaf für die Vergangenheit, Schlaf für die Zukunft

In vielen Sprachen gibt es eine Redensart, die eine positive Wirkung des Schlafes auf das Verhalten beschreibt: Im Niederländischen und Deutschen kennen wir den Ausdruck »eine Nacht über etwas schlafen«, im Englischen den Rat »sleep on it«. Kommt man mit dem Kopf auf dem Kissen wirklich zu besseren Einsichten? Um welchen Prozess handelt es sich dabei eigentlich? Sorgt der Schlaf dafür, dass wir besser im Gedächtnis behalten, was geschehen ist? Oder sorgt er für eine selektive Auslese in unserem Gedächtnis, mit der die Spreu vom Weizen getrennt wird und nur die wichtigsten Dinge gespeichert werden? Nach einer anderen Ansicht hat der Schlaf nichts mit Informationsspeicherung zu tun, sondern wesentlich mehr damit, uns auf den kommenden Tag vorzubereiten, den wir dank des Schlafes gewissermaßen mit einem kompletten Neustart beginnen.

Neuere Forschungen zeigen, dass *alle* diese oben genannten Prozesse ablaufen. Schlaf zeichnet sich offenbar durch eine Vielzahl unterschiedlicher Prozesse aus, die zusammen dafür sorgen, dass wir die Informationen des vergangenen Tages oder der letzten Tage besser speichern und zugleich für den kommenden Tag besser gerüstet sind. Diese Auswirkungen sind nicht auf bloßes Ausruhen zurückzuführen, es handelt sich vielmehr um einen aktiven Prozess, der uns in die Lage versetzt, besser mit Informationen umzugehen. Schlaf, so lässt sich schlussfolgern, »schaut« wie ein Januskopf »in zwei Richtungen«: einerseits verarbeitet er die Informationen des Vortages und der Vortage, um sie besser im Gedächtnis zu behalten. Andererseits sorgt er dafür, dass wir am folgenden Tag neue Ereignisse besser speichern. Interessanterweise scheint sich dieser Prozess je nach Art der Information in verschiedenen

Phasen des Schlafes und möglicherweise in verschiedenen Teilen des Gehirns abzuspielen.

SCHLAFEN, UM ETWAS ZU BEHALTEN?

Nach einer verbreiteten Vorstellung ziehen die Geschehnisse des vergangenen Tages im Schlaf wieder vor unserem inneren Auge vorbei, um auf diese Weise im Gedächtnis bewahrt zu werden. Ist es wirklich so einfach? Wird der Tag im Schlaf noch einmal »abgespult«, damit wir die Dinge behalten, die uns wichtig sind?

Im 20. Jahrhundert ist in Laborexperimenten mit wechselndem Erfolg nachgewiesen worden, dass sich Schlaf zum Beispiel auf das Erlernen von Wörtern, räumlichen Strukturen und Fertigkeiten günstig auswirkt. Dennoch dauerte es bis zur Jahrtausendwende, bis dafür ein überzeugender Beweis geliefert werden konnte. 2003 erschienen in einer Ausgabe von »Nature«[12] gleich zwei Artikel[13], in denen es um dieselbe Idee ging: Testpersonen, die eine Aufgabe zu bewältigen hatten, zeigten, nachdem sie eine normale Nacht geschlafen hatten, eine Leistungssteigerung.

Im einen Fall ging es um eine Aufgabe, bei der Wörter, die von einer Computerstimme gesprochen wurden, erkannt werden sollten. Die von einem Computer produzierte synthetische Sprache ist nicht immer leicht verständlich; aber mit einer gewissen Gewöhnung gelingt es nach einer Weile doch besser zu entschlüsseln, was gesagt wurde. Dieser Artikel befasste sich mit diesem Lernprozess zu einem allmählichen besseren Verständnis synthetischer Sprache.

Im zweiten Artikel wurde den Testpersonen die Aufgabe gestellt, einen vorab festgelegten Rhythmus mit den Fingern zu trommeln. Beide Studien erbrachten eine Reihe interessanter Ergebnisse: Die Leistung war am zweiten Tag besser als am

Lerntag, als ob die Testpersonen über Nacht weitergelernt hätten. Bei der Aufgabe, in der es um Spracherkennung ging, wurde nachgewiesen, dass der Erkennungsgrad unmittelbar nach einer Lernphase schnell nachließ, nach einem Nachtschlaf jedoch erhalten zu bleiben schien. Bei der Aufgabe, einen Rhythmus zu trommeln, wurde bei den Testpersonen am folgenden Tag sogar eine Leistungssteigerung von 17 Prozent beobachtet. Nicht übel, eine gratis Leistungssteigerung um fast ein Fünftel, nur durch Schlafen!

Worauf beruhte der Erfolg dieser Artikel und der Studienreihen, die sich im Weiteren daran anschlossen? Die Idee, dass sich Schlaf auf das Verankern von Erinnerungen vorteilhaft auswirkt, war nicht neu, verschiedene Studien hatten schon einen ähnlichen Effekt nachgewiesen. Die beiden Studien in »Nature« und die Nachfolgestudien hatten eines gemeinsam: Sie waren methodologisch überzeugend angelegt, sodass einer Reihe von Kritikpunkten entgegengetreten werden konnte. So konnte ausgeschlossen werden, dass die Leistung vom Tageszeitpunkt der Bearbeitung der Lernaufgabe oder vom Zeitpunkt der erneuten Lernerfolgskontrolle abhing. Es verhielt sich keineswegs so, dass die Testpersonen nach einem langen Tag im Labor einfach müde waren und nach einer Nachtruhe bessere Leistungen erbringen konnten, weil sie sich dann wieder »frisch« fühlten.

In den Jahren nach der Publikation dieser beiden einflussreichen Artikel wurden die Erkenntnisse weiter präzisiert. Der starke leistungssteigernde Effekt, der sich in beiden Studien zeigte, schien damit zusammenzuhängen, dass sie beide *Fertigkeiten* untersuchten, mit anderen Worten: Es wurde untersucht, wie man etwas tut. Fertigkeiten können sowohl motorisch sein (denken Sie an das Lernen von Fahrradfahren oder Ballfangen, Jonglieren oder Tanzen) als auch perzeptiv (d. h. wahrnehmungsbezogen, wie etwa beim Lernen, feine Unterschiede oder die Flugbahn eines Balls wahrzunehmen). Besonders bei motorischen Fertigkeiten, wie sie im Labor an der Fingerfertigkeit oder der Fähigkeit, einen Apparat bedienen oder eine Bewegungsstörung kompensieren zu lernen, gemessen werden, lässt sich eine deutliche Auswirkung des Schlafes erkennen, die im Vergleich zum vorherigen Tag oft zu einer Leistungssteigerung führt. Auch Wahrnehmungsfähigkeiten, die Wissenschaftler durch das Identifizieren kleiner Unterschiede oder das Aufspüren abweichender Reize inmitten einer Vielzahl gleichartiger Reize (Stimuli) messen, scheinen nach einer Nacht Schlaf besser und stärker zu werden. Übrigens ist dazu eine ganze Nacht offenbar nicht einmal notwendig: In Studien, in denen die Testpersonen gebeten wurden, ein Mittagsschläfchen zu halten, konnte ebenfalls eine Wirkung festgestellt werden, wenngleich diese vielleicht auch nicht ganz so stark ausfiel wie nach einem durchgängigen Nachtschlaf.

Für eine andere Art von Gedächtnis, der Erinnerung an Fakten und Ereignisse, fällt die Wirkung von Schlaf wohl etwas weniger spektakulär aus. Zu schlafen, nachdem man Informationen auswendig gelernt hat, etwa Listen willkürlich zusammengestellter Wörter oder Geschichten oder eine große Zahl von Gegenständen oder Namen, führt nicht dazu, dass man sich am nächsten Tag an mehr Informationen erinnert als am Tag zuvor; es bewahrt einen eher vor dem Verlust dieser Informationen. Man behält also durchaus mehr, als wenn man nicht geschlafen hätte; Schlaf vermindert offenbar das Vergessen, man erinnert mehr Details und Einzelheiten. In solchen Fällen hilft Schlaf gegen Informationsverlust. Das erscheint logisch, da man nicht mehr Worte lernen kann, als insgesamt auf der ursprünglichen Liste standen. Bei Fertigkeiten gibt es eine solch eindeutige Maximalleistung offenbar nicht, da man sich mit Training grundsätzlich immer noch verbessern kann.

Außerdem scheint es bei der Erinnerung an Fakten und Ereignisse durchaus bedeutsam zu sein, zu welchem Zeitpunkt am Tag man sie sich einprägt: Je mehr Zeit zwischen dem Einprägen und der Schlafenszeit lag, desto weniger deutlich schlug eine positive Wirkung des Schlafes zu Buche. Ein wichtiger Faktor scheint dabei auch zu sein, wie einzigartig das ist, was man zu lernen versucht. Je weniger das, was man lernt, anderen Dingen gleicht, die einem an diesem Tag begegnen, desto einfacher ist es, sie zu »bewahren« und in der folgenden Nacht zu verankern. Denn zwischen den Dingen, die man im Gedächtnis behalten will, bestehen dann weniger Überschneidungen (Interferenzen) und Wettstreit. Je größer die Ähnlichkeit mit anderen Dingen ist, die einem am selben Tag begegnen, desto sensibler ist die Gedächtnisspur für solche Überlagerungen, und desto wahrscheinlicher ist es, dass sie gelöscht wird, sodass gegen Abend und beim Einschlafen gar keine eindeutige Gedächtnisspur mehr da zu sein scheint, die im Schlaf verankert werden könnte.

| 49

Nach dem Schlaf scheint dieser Zusammenhang zum Verstreichen der Zeit hingegen nicht mehr zu bestehen: Wenn der Schlaf seine Arbeit getan hat, spielt es keine Rolle mehr, zu welchem Zeitpunkt die neue Fertigkeit oder die Erinnerung getestet wird. Ist die Gedächtnisspur erst einmal verankert, ist sie durch Interferenzen, Auslöschen oder einfaches Vergessen nicht mehr so angreifbar.

Box 3: Was geschieht während des Schlafes mit den tagsüber eingeprägten Informationen? Werden sie wiedergekäut oder erneut abgespult?

Die Beobachtung, dass Schlaf die Erinnerung für die Dinge des Vortages verbessert oder verankert, sagt noch nichts darüber aus, wie dieser Prozess verläuft. Schlaf ist nicht homogen, sondern setzt sich aus verschiedenen Schlafstadien zusammen, die sich im Hinblick auf die Hirnaktivität, das Maß an Beweglichkeit, die Augenbewegungen und die Gedankenfülle unterscheiden (siehe Kapitel 2). Grob gesagt lässt sich Schlaf in den REM-Schlaf und den Non-REM-Schlaf unterteilen. Letzterer verfügt wiederum über verschiedene Teilstadien und Tiefengrade.

Das Verankern von Gedächtnisspuren für Fertigkeiten, Fakten und Ereignisse scheint sich vor allem im Non-REM-Schlaf zu vollziehen. Sowohl im leichten Schlaf (Phase 2) als auch im Tiefschlaf (Phase 3) laufen messbare Hirnprozesse ab, die an der Speicherung offenbar beteiligt sind: Schlafspindeln, langsame Wellen in der Hirnrinde und Wellenmuster in tiefer gelegenen Hirnregionen wie dem Hippocampus und dem Hirnstamm. Messungen der Hirnaktivität während des Schlafes können mittels Elektroenzephalographie (EEG) für die elektrische Aktivität und mittels Positronen-Emissions-Tomographie (PET) oder funktioneller Magnetresonanztomographie (funktioneller MRT oder fMRT) durchgeführt werden. Unter Verwendung eines starken magnetischen Feldes kann im MRT-Scanner die Hirnaktivität beobachtet werden; im Gegensatz zu dem zuvor erwähnten EEG lassen sich mit dem fMRT keine sehr schnellen Veränderungen messen, jedoch genauer erkennen, wo im Gehirn Aktivität auftritt.

Diese Methoden ermöglichen die Beobachtung, dass die Hirnaktivitätsmuster im Schlaf den Mustern gleichen, die tagsüber beim Lernen auftraten. Es scheint also ein Wiederholungsmuster zu geben, das dafür sorgt, dass das Gelernte im Gedächtnis verankert wird. Die wiederholte Hirnaktivität muss nicht mit der Aktivität identisch sein, die während des Lernens auftrat. Verschiedene Untersuchungen haben gezeigt, dass der Informationsfluss in den Hirnregionen in einer anderen Geschwindigkeit und Frequenz abläuft, dass die Netzwerke, die während des Schlafes genutzt werden, jedoch mit den Netzwerken, die beim Lernen aktiv waren, identisch sind.

Wie diese Wiederholung vonstattengeht, ist noch unklar und wird von verschiedenen Theorien unterschiedlich erklärt. Nach einer Theorie handelt es sich um einen aktiven Prozess (»ein Wiederkäuen«), bei dem die Neuronen, die schon beim Lernen aktiv waren, wieder zur Aktivität angeregt werden, sodass sich das Erlernte gewissermaßen »einschleift«. Eine andere Theorie geht davon aus, dass die Wiederholung bei anderen Prozessen »Trittbrett fährt« und es sich daher eigentlich um einen passiven Prozess handelt. Nach dieser Theorie ist das Wiederholen nicht unmittelbar für das Verankern verantwortlich, sondern nur eine »zufällige« Widerspiegelung eines ihm zugrunde liegenden Prozesses. Nach beiden Theorien beruht die wahrnehmbare Wiederholung der Hirnaktivität darauf, dass Netzwerke im Gehirn, die aus elektrisch miteinander verbundenen Hirnzellen bestehen, damit beschäftigt sind, Informationen aus der vorhergehenden Wachphase zu verankern. Es gibt auch Hinweise darauf, dass beide Prozesse ablaufen können, das aktive Wiederkäuen ebenso wie das passive Abspulen.

Box 4: Lernen durch Beobachten?

Die Erkenntnis, dass man auch durch Beobachtungen etwas lernen kann, sich quasi »von anderen etwas abgucken« kann, ist relativ neu. Das kann manchmal sehr nützlich sein, denken Sie zum Beispiel an Kinder, die etwas ganz Neues lernen müssen, an Menschen, die nach einem Unfall erneut lernen müssen, sich zu bewegen, oder an Menschen, die nicht wirklich Gelegenheit haben zum Üben: etwa Chirurgen oder Astronauten. Sie möchten im Ernstfall keine Fehler machen, haben jedoch auch keine Möglichkeit, unter diesen speziellen Umständen mal in aller Ruhe zu experimentieren.

Im Amsterdamer Schlaflabor haben wir nachgewiesen, dass Probanden sehr wohl etwas lernen können, wenn sie jemandem zusehen, der eine gewisse Fertigkeit anwendet; wir haben ihnen ein Video gezeigt, zum Beispiel von jemandem, der eine bestimmte Fingerfertigkeit unter Beweis stellt.[14] Testpersonen, welche die gleiche Aufgabe zu lösen hatten wie die Person im Video, haben sie besser erledigt als diejenigen, die eine andere Aufgabe bekamen, allerdings nur dann, wenn sie zwischendurch geschlafen haben. Eine gute Nachricht für alle fanatischen Sportzuschauer! Wer braucht da noch eine Ausrede, um faul im Sessel zu lümmeln, Sport zu schauen und dann einzuschlafen?

Die Kombination aus Lernen mittels Beobachtung und anschließendem Schlaf haben sich anscheinend auch die Singvögel zu eigen gemacht. Bei jungen Zebrafinken wurde beobachtet, dass bestimmte Gruppen von Hirnzellen im Schlaf aktiv wurden, wenn die Finken tagsüber dem Gesang anderer Zebrafinken ausgesetzt waren. Nachdem sie geschlafen hatten, verfügten die Zebrafinken über neue Gesangsmuster, die denen der Vögel glichen, die sie vor dem Einschlafen gehört hatten. Auch hier führt Beobachtung bzw. Zuhören offenbar zum Lernen und dem Erwerb neuer Fertigkeiten – Schlafen macht's möglich.

SCHLAFEN, UM ANSCHLIESSEND LERNEN ZU KÖNNEN?

Bisher haben wir dargelegt, dass Schlaf dafür sorgt, Eindrücke des vorherigen Tages zu verarbeiten und im Gedächtnis zu speichern. Schlaf hat aber auch noch eine andere Seite, die sich nicht mit der Vergangenheit, sondern mit der Zukunft befasst. Intuitiv klingt das plausibel und selbstverständlich: Ruht man sich im Schlaf denn nicht aus? Es ist doch nur logisch, dass man dabei Kraft für den kommenden Tag schöpft. Eigentlich ist auch genau das der Fall. Doch es ist wichtig, sich klarzumachen, was wir unter Ausruhen verstehen. Ist das lediglich eine Zeit, in der wir nichts tun und unserem Gehirn Ruhe gönnen? Oder ist mit dem Gefühl, sich auszuruhen, vielleicht ein spezieller Hirnprozess verbunden, nach dessen Ablauf wir uns beim Aufwachen erfrischt fühlen und in der Lage sehen, alles Mögliche zu tun und in Angriff zu nehmen?

Das Phänomen tritt jedenfalls für das Lernen auf; Menschen, die eine Nacht nicht geschlafen haben, sind am nächsten Tag nicht so konzentriert und können sich nicht lange auf etwas fokussieren. Große Chancen, etwas Neues zu lernen, haben sie folglich nicht. Im Schlaflabor haben wir nachgewiesen, dass das nicht nur zutrifft, wenn man eine Nacht gar nicht schläft.

In unserem Schlaflabor schliefen gesunde Schläfer eine Nacht mit einer Elektrodenhaube auf dem Kopf. Mithilfe dieser Haube registrierten wir das EEG. In manchen Nächten ließen wir sie ruhig schlafen, in anderen Nächten sorgte ein Computer unter dem Bett dafür, dass die Schlafenden, wenn sie in den Tiefschlaf fielen, von einem Piepen gestört wurden. Dieses Piepen trat nur während des Tiefschlafes auf, sobald die Schlafenden in eine andere Schlafphase kamen, stoppte der Computer das Piepen. Aufgrund dieser Versuchsanordnung schliefen die Testpersonen in allen Nächten gleich lange: Sie wachten von dem Piepen zwar nicht auf, fielen aber auch nicht in Tiefschlaf. Es zeigte sich, dass das für ihr Lernvermögen am nächsten Tag gravierende Folgen hatte. An Bilder, die man ihnen vor der Nacht gezeigt hatte, konnten sie sich weniger gut erinnern, und selbst bei Bildern, die ihnen in Erinnerung blieben, konnten wir sehen, dass die Hirnaktivität des Hippocampus, der am Speichern neuer Gedächtnisspuren beteiligt ist, nicht normal war.[15]

Schlaf sorgt dafür, dass wir zum Lernen in optimaler Form sind, indem er die Hirnregionen, die am Speichern neuer Informationen beteiligt sind, auf den kommenden Tag vorbereitet. Möglicherweise ist das, was wir unter Ausruhen verstehen, eigentlich eine Steigerung der Kapazität unseres Gehirns, um es dann erneut zu nutzen, durch einen aktiven Prozess und nicht einfach durch einen passiven Prozess, bei dem wir eine Weile abschalten. Wenn man nicht schläft, wenig oder schlecht schläft, bringt man sich also in einen Zustand, der zum Lernen weniger günstig ist.

IM SCHLAF LERNEN?

Jeder hat vielleicht schon davon gehört, man könne im Schlaf lernen; nicht indem man sein Buch unter das Kopfkissen legt, sondern indem man ein Tonband laufen lässt oder vielleicht auch auf andere Weise Eindrücke aufnimmt, während man im Tiefschlaf liegt. Ist das wirklich möglich, oder ist das nur ein Märchen?

Jüngste Studien scheinen darauf hinzudeuten, dass das durchaus möglich ist, aber nur unter spezifischen Bedingungen. Forscher in Deutschland haben Testpersonen Wörter lernen lassen, während sie einem Rosenduft ausgesetzt wurden. Bei darauffolgendem Schlaf wurden sie diesem Duft erneut ausgesetzt. Das Praktische an Düften ist, dass sie auch nachts noch Zugang zu unseren Hirnregionen haben, obwohl wir uns dessen nicht bewusst sind. Es zeigte sich: Die Wörter, die mit dem Rosenduft gekoppelt waren, blieben nach der Schlafphase besser in Erinnerung. Testpersonen, denen man im Schlaf keinen Duft »angeboten« hatte oder die den Duft nicht im Schlaf, sondern in einer Wachphase erneut gerochen hatten, erinnerten sich an die Wörter nicht so gut wie die Gruppe, die man im Schlaf dem Rosenduft ausgesetzt hatte.

Während des Schlafes scheint sich also etwas abzuspielen, was das Gehirn besser als im Wachzustand in die Lage versetzt, Gedächtnisspuren zu verankern. Durch die zusätzliche Anregung dieser Gedächtnisspuren während des Schlafes konnte dieser Prozess stimuliert werden.

Im Amsterdamer Schlaflabor gingen wir noch einen Schritt weiter, indem wir den Testpersonen vor dem Schlaf eine Fertigkeit vermittelten. Diese bestand darin, die Bewegungsrichtung einer Wolke von Punkten auf dem Computerbildschirm zu erkennen. Inmitten von Punkten, die sich willkürlich überallhin bewegten, strebte nur ein Teil von ihnen in dieselbe Richtung. Solche subtilen visuellen Reize zu erkennen, ist etwas, was Testpersonen zunächst schwierig finden, nach einer Weile aber lernen.

Anschließend konnten die Probanden im Schlaflabor mit einer Elektrodenhaube auf dem Kopf ein Nickerchen machen. Gesteuert vom Schlaf-EEG boten wir dabei ihren Fingerspitzen mit einem Apparat, der normalerweise für Brailleleser verwendet wird, ein Bewegungsmuster an. Dieser Apparat bestand aus einer kleinen, einen Quadratzentimeter großen Fläche, auf der sich 8 mal 8 Punkte befanden, die wir von einem Computer aus ansteuern konnten. Mit dieser Fläche konnten wir Bewegungen nachahmen, indem wir die Pünktchen in einer Linie emporragen ließen und diese Linie über die Fläche der Pünktchen führten. Das Computerprogramm wurde vom Schlaf-EEG der Teilnehmenden gesteuert: Nur wenn sie sich im Tiefschlaf befanden, wurden ihre Fingerspitzen angeregt; sobald der Schlaf leichter wurde, endete die Stimulation. Auf diese Weise konnten wir sicher sein, dass die Stimulation nur im Tiefschlaf erfolgte und die Probanden sie nicht bewusst wahrnehmen konnten.

Wie sich zeigte, verbesserte sich die visuelle Wahrnehmung der Teilnehmenden nach dem Schlaf, allerdings nur die Wahrnehmung *der Bewegungsrichtung*, mit der sie im Schlaf stimuliert worden waren. Interessanterweise verbesserte sie sich weder bei denjenigen, die einem willkürlichen Muster von Braillestimulation, bei der keine Bewegungsrichtung auszumachen war, ausgesetzt worden waren, noch bei denjenigen, die im Wachzustand stimuliert worden waren. Der Schlaf bietet auf unbewusster Ebene offenbar ausgezeichnete Bedingungen, Informationen zu verknüpfen und zu verarbeiten.

Man kann also durchaus sein Gedächtnis im Schlaf verbessern, allerdings nur mit etwas, das man schon gelernt hat. Im Schlaf komplett neue Informationen anzubieten und auf diese Weise etwas Neues zu lernen, ohne den Schlaf zu stören, ist nach dem heutigen Wissensstand leider unmöglich. Das ist ein Thema, mit dem sich weltweit verschiedene Forschungsgruppen befassen; es wird spannend sein zu sehen, welche Resultate diese Forschung hervorbringt und welche ungeahnten Möglichkeiten noch im Schlaf schlummern.

SCHLAFEN, UM EMOTIONEN ZU VERARBEITEN?

Um das emotionale Gedächtnis ist es seltsam bestellt: Einerseits sind emotionale Ereignisse für den Einzelnen bedeutsam und bleiben darum lebhaft in Erinnerung. Andererseits muss die Emotion selbst als Teil des Ereignisses und der Erinnerung im Laufe der Zeit verblassen. Denn es ist schließlich nicht ratsam, auf alles, was im eigenen Leben eine positive, vor allem aber auch eine negative Emotion hervorgerufen hat, jedes Mal, wenn man sich an dieses Ereignis erinnert, in gleicher Weise emotional zu reagieren. In diesem subtilen Prozess der Speicherung emotionaler Erinnerung, bei dem die emotionale Ladung selbst allmählich verblasst, spielt der Schlaf eine große Rolle.

Nicht nur Wörterlisten und Fingerfertigkeiten lässt das Gehirn eines Schlafenden vor seinem inneren Auge erneut Revue passieren. Allem Anschein nach werden auch emotionale Ereignisse verarbeitet. Sie bleiben uns sowieso schon gut im Gedächtnis und werden im Schlaf zudem noch verankert. Beim Verankern der Gedächtnisspur im Langzeitgedächtnis wird ihnen außerdem Vorrang eingeräumt.

Gleichzeitig scheint das, was anfangs noch eine starke emotionale Reaktion hervorrief, am nächsten Tag schon eine weniger heftige Reaktion auszulösen; augenscheinlich ein nützliches Phänomen, denn es sorgt dafür, dass Emotionen nicht endlos fortbestehen und so womöglich unser alltägliches Leben beeinträchtigen. Viele Menschen kennen das aus eigener Erfahrung, aber es gibt dafür auch wissenschaftliche Belege.

Kollegen in den USA haben gesunden Probanden grausige Darstellungen vorgelegt: Fotos von Unfällen, Wunden, Gefahrensituationen, Waffen und angsteinflößenden Tieren.[16] Wie nicht anders zu erwarten, reagierten die Testpersonen heftig auf die Bilder, als sie sie zum ersten Mal sahen; sie fühlten sich sowohl geistig als auch körperlich unwohl. In der Studie wurden den Teilnehmenden dieselben Darstellungen zweimal gezeigt und dabei ihre emotionale Reaktion samt der entsprechenden Hirnaktivität gemessen. Eine Teilnehmergruppe bekam die Darstellungen ein zweites Mal zu sehen, nachdem sie zwischendurch eine normale Nacht geschlafen hatte; eine zweite Gruppe bekam die Bilder am selben Tag nochmals zu sehen, ohne zwischendurch geschlafen zu haben.

Die Gruppe, die zwischendurch geschlafen hatte, reagierte auf den erneuten Anblick der Bilder nicht so emotional, und auch die Hirnaktivität ließ erkennen, dass die an Emotionen beteiligten Regionen bei ihnen weniger aktiv waren. Bei denjenigen, die wach geblieben waren, war die Reaktion beim zweiten Anblick noch genauso intensiv wie beim ersten Mal.

Auch für die Verarbeitung von Emotionen bietet der Schlaf also offenbar eine Phase, in der die Informationen verändert und umgewandelt werden können. Es gab Hinweise darauf, dass diese Abschwächung der emotionalen Reaktion der Teilnehmenden und der geringere Respons ihrer Gehirne speziell mit dem REM-Schlaf in Zusammenhang stehen. Schlaf, besonders der REM-Schlaf, scheint für diese »Normalisierung« der Emotion verantwortlich zu sein.

Umgekehrt führt ein gestörter REM-Schlaf offenbar dazu, dass eine emotionale Reaktion länger anhält: Studien der Schlafforschergruppe unter der Leitung von Professor Eus van Someren haben erwiesen, dass Menschen, die sich besser an ihre Träume erinnern, weil sie häufiger aus dem REM-Schlaf erwachen (und daher besser behalten, was sie kurz zuvor geträumt haben), sich länger mit emotionalen Geschehnissen und Erinnerungen herumplagen: Ihre emotionale Verwirrung und das »Brüten« über das Geschehene konnte Tage anhalten, wohingegen die Zeit, die gute Schläfer darunter zu leiden hatten, beträchtlich kürzer ausfiel und ihre Belastung sich schon im Laufe von wenigen Tagen verringerte.

Der Schlaf wird daher manchmal auch als »nächtliche Therapie« bezeichnet: Emotionale Ereignisse bleiben dank eines gesunden Schlafes zwar besser in Erinnerung, lösen aber nach einer gewissen Zeit beim Erinnern keine heftigen Empfindungen mehr aus. Offenbar entledigt der Schlaf die Ereignisse ihrer emotionalen Ladung und wahrt dennoch den faktischen Informationsgehalt. Wenn man gut schläft, setzt gewissermaßen ein neutraleres Denken ein, zugleich erinnert man sich sehr wohl daran, warum das Ereignis emotional war. Aus evolutionärer Sicht überaus praktisch, kann man so doch ähnliche Situationen erkennen und vermeiden, ohne die Angst oder den Kummer gleichsam erneut durchleben zu müssen.

Im medizinischen Bereich ist dieser Sachverhalt von großer Bedeutung: Der gesunde Schlaf ist ein Mittel zur Emotionsverarbeitung. Im Umkehrschluss bedeutet das, dass ein gestörter Schlaf eine dysfunktionale Reaktion mit hervorrufen kann. Das scheint bei traumatischen Erinnerungen der Fall zu sein, also Erinnerungen, die wiedererweckt so intensiv und stark sind, als würde man das Geschehen erneut erleben. Traumatische Erinnerungen rühren häufig von Kriegssituationen, Unfällen oder persönlichen Tragödien her. Ein wichtiger Vorbote für zukünftige traumatische Erinnerungen ist ein schlechter Schlaf. Bei

Soldaten, die in Kriegsgebiete entsandt und fast unvermeidlich mit schrecklichen Geschehnissen konfrontiert wurden, konnte man aufgrund von Schlafmessungen schon *vor ihrer Mission* mehr oder weniger genau vorhersagen, wer von ihnen später ein Trauma entwickeln würde. Der hierfür maßgebliche Mechanismus geht auf die oben erläuterte schlafgebundene Verarbeitung emotionaler Geschehnisse zurück. Schlaf verankert emotionale Ereignisse inhaltlich in unserem Gedächtnis, verringert aber deren emotionale Ladung. Wenn der Schlaf keine Gelegenheit erhält, die emotionalen Geschehnisse angemessen zu verarbeiten, bleibt die emotionale Ladung weiter bestehen, ohne sich mit der Zeit zu verringern. Der Gedanke liegt nahe, dass bei Menschen mit traumatischen Erinnerungen vor allem der REM-Schlaf gestört ist, falls dieser Mechanismus tatsächlich für die Verarbeitung von Emotionen maßgeblich ist. An diesem Thema wird zurzeit weltweit geforscht.

SCHLAFEN, UM EMOTIONAL BELASTBARER ZU WERDEN?

Schlaf beeinflusst nicht nur das Lernen von Wörtern und Fertigkeiten, sondern auch die zukünftige emotionale Verarbeitung. Emotionale Erlebnisse, die während der Nacht verarbeitet wurden, wirken sich am folgenden Tag weniger auf unser Gemüt aus. Zugleich sorgt ein gesunder Schlaf auch dafür, dass wir neuen emotionalen Erlebnissen besser begegnen können. Studien haben gezeigt, dass Menschen, die schlecht schlafen, größere Probleme mit persönlich unangenehmen Vorfällen haben. Wer schlecht schläft, sieht auch neutrale Vorkommnisse negativer und neigt offenbar eher dazu, sich aus der Bandbreite neuer Dinge die negativen Reize herauszupicken. Das bringt doppelten Nachteil mit sich: Schläft man schlecht, wirken emotionale, besonders negative Erlebnisse länger nach, und gleichzeitig reagiert man auf neue emotionale Reize empfindlicher.

Anscheinend gilt das vor allem für negative Reize: Positive emotionale Vorkommnisse bleiben nicht länger in Erinnerung und werden am nächsten Tag nicht intensiver wahrgenommen.

Warum schlechter Schlaf die Wahrscheinlichkeit, negative Emotionen zu durchleben, erhöht, die Sensibilität für positive Reize aber nicht beeinflusst, ist unklar. Eine Gemütsverfassung, in der negative Wahrnehmungen im Vordergrund stehen, kann zu Depressionen führen. Tatsächlich haben Menschen, die schlecht schlafen, ein höheres Risiko, depressiv zu werden. Und bei Patienten mit Depressionen lässt sich anhand der Schlafqualität prognostizieren, ob sie auf eine Behandlung ansprechen. Diese Erkenntnis findet bei Psychiatern inzwischen große Beachtung. Während man ursprünglich davon ausging, dass ein schlechter Schlaf Folgeerscheinung einer Depression ist, dass etwa ihr Grübeln Patienten vom Einschlafen abhält, schenkt man heute der Ansicht mehr Aufmerksamkeit, dass der Zusammenhang auch umgekehrt sein könnte: Schlechter Schlaf ist nicht nur eine Folgeerscheinung, sondern kann auch Vorbote einer Depression und einer schlechten Stimmung sein. Diese Tatsache ist umso interessanter, als Schlaf dann möglicherweise zur Genesung eingesetzt werden kann oder auch dafür, auf andere Therapien umzustellen, auf die Patienten besser ansprechen. Schlaf ist gratis, und Menschen, die ohnehin schon Medikamente einnehmen, sind meistens nicht davon begeistert, noch mehr Pillen zu schlucken. Daher sollte man versuchen, den Schlaf auf natürliche Weise zu verbessern.

FAZIT

Die Interaktion zwischen Schlaf und Informationsverarbeitung verläuft in zwei Richtungen. Im Schlaf wird zurückgeschaut in die vergangene Zeit und das verankert, was bisher nur vorübergehend gespeichert wurde. Zugleich wirkt er voraus: Das schlafende Gehirn bereitet Menschen auf den kommenden Tag vor, indem es ihre Kapazität, ihr Lernvermögen und ihre Belastbarkeit steigert. Inwiefern dieser zwiefältige Prozess zwei Seiten derselben Medaille darstellt, ist unklar. Wird durch die Verarbeitung schlicht und einfach Freiraum für neue Gedächtnisspuren geschaffen? Oder handelt es sich um zwei parallel verlaufende Prozesse? Dieser zwiefältige Prozess aus Rück- und Vorschau oder Verarbeitung und Vorbereitung scheint für verschiedene Formen der Erinnerung maßgeblich zu sein, womit unterschiedliche Hirnprozesse einhergehen: Beim Lernen im engeren Sinne, dem Lernen von Fakten und Fertigkeiten, werden beide Prozesse vom Non-REM-Schlaf gesteuert, während für die emotionale Verarbeitung der REM-Schlaf verantwortlich zu sein scheint.

Box 5: Schlaf und Gedächtnis in der Praxis

Wie kann man den Schlaf dazu nutzen, sich etwas besser einzuprägen? Könnte man nicht sagen: Schön zu wissen, dass sich Schlaf positiv auf das Erinnern auswirkt, aber das tut er doch automatisch jede Nacht, also brauchen wir uns darum keine Sorgen zu machen, wir profitieren doch ohnehin von seinem günstigen Einfluss?
Einige Tipps lassen sich aus der Forschung allerdings ableiten: Wenn man vom positiven Effekt des Schlafes auf das Lernen maximal profitieren will, sollte man sich um einen Lernstoff bemühen, der einzigartig ist, also nicht den Dingen gleicht, die man an diesem Tag ohnehin schon macht. Wenn das nicht möglich ist, sollte man versuchen, die Zeit zwischen dem Lernen und dem Schlafen möglichst gering zu halten, indem man etwa erst am Ende des Arbeitstages oder abends büffelt. Die Minimierung der Zeit zwischen dem Lernen und Schlafen verringert die Interferenzen, die den möglicherweise positiven

Effekt des Schlafes stören könnten. Gleicht der Stoff, den man sich einzuprägen versucht, hingegen in keiner Hinsicht dem, was man ansonsten an diesem Tag macht, spielt die Zeitspanne zwischen Lernen und Schlafen keine Rolle. Natürlich ist es nicht immer möglich, sich den Tag so einzurichten, dass man die wichtigen Dinge ans Ende verschieben kann; daher kann ein strategisch platziertes Mittagsschläfchen vielleicht hilfreich sein. So könnte man möglicherweise zweimal am Tag vom Effekt des Schlafes auf das Gedächtnis profitieren.

Von Studierenden werde ich regelmäßig gefragt, ob sie vor der Prüfung nachts besser durchlernen sollten, um den Stoff zu pauken, oder ob sie gerade in dieser Nacht gut schlafen sollten, damit sich das Erlernte einprägt. Meine Antwort besteht in einer Gegenfrage bzw. einer Gewissensfrage an die Studierenden: Wenn sie nur lernen, um die Prüfung zu bestehen, sollten sie möglichst viel von dem Stoff gelesen haben, also auf den Schlaf verzichten und die Nacht durchlernen und die Prüfung ablegen, auch wenn sie danach zusammenbrechen. Wenn es ihnen aber darum geht, die Informationen möglichst gut zu verankern und längerfristig im Gedächtnis zu behalten, sollten sie dafür sorgen, dass sie schlafen. Sie haben die Wahl.

Für einen guten Schlaf zu sorgen: Das scheint sich von selbst zu verstehen. Dennoch sollte man sich klarmachen, dass der Schlaf die Erinnerung verbessert oder verstetigt und es daher wichtig ist, für optimalen Schlaf zu sorgen. Bei Testpersonen, die eine Nacht im Labor wach bleiben mussten, und bei Patienten mit Schlafstörungen ließ sich nachweisen, dass sich ihre Leistungen in geringerem Maße verbesserten. Im 8. Kapitel werde ich darauf eingehen, wie man seinen Schlaf optimal gestalten kann.

5. Wie schläft der Wal?

1962 wurde eine ungewöhnliche Beobachtung veröffentlicht: Doktor John Lilly, ein exzentrischer amerikanischer Arzt und Forscher, wies darauf hin, dass Delfine einen Teil des Tages regungslos im Wasser lagen und dabei immer ein Auge geöffnet hatten.[17] Sie hielten entweder das linke oder das rechte Auge offen, ein Auge blieb geschlossen; nur selten sah man Delfine, die beide Augen geschlossen hatten. Diese Phasen, in denen sie ruhig im Wasser lagen, wurden hin und wieder unterbrochen, wenn die Tiere an die Oberfläche kamen, um durch ihr Blasloch zu atmen. Lilly schloss daraus, dass die Delfine in diesen Phasen schliefen, und zwar immer nur mit einer Hälfte ihres Gehirns: mit der Hälfte, die dem geschlossenen Auge gegenüberlag.

Lilly war eine schillernde Figur, in den Sechzigerjahren des vergangenen Jahrhunderts leitete er ein Forschungsinstitut auf den Jungfraueninseln. Er interessierte sich für Gehirnvorgänge und Verhalten, aber auch für ätherische Zustände; oft brachte er Stunden unter LSD-Einfluss in einem Isolationstank zu, der im Wasser trieb. Sein Forschungsinteresse galt der Untersuchung, ob Delfine mit ihrem großen Gehirn und vermutlich großen Intellekt auch sprechen lernen konnten. In seinen alle Grenzen sprengenden Visionen prophezeite er, dass Delfine mit Außerirdischen sprechen und als Spione für die Armee eingesetzt werden könnten. Mitte der Sechzigerjahre kam er ins Gerede, als er ein Experiment durchführte, bei dem eine Forschungsassistentin auf sein Betreiben hin monatelang in einem unter Wasser gesetzten Haus mit einem Delfin zusammenlebte und es sogar zu sexuellen Aktivitäten kam. Letztendlich büßte er seine wissenschaftliche Reputation ein. Doch seine Beobachtungen an schlafenden Delfinen konnten später bestätigt werden: Delfine schlafen tatsächlich abwechselnd mit nur einer Hirnhälfte, während die andere wach bleibt.

Andere Forschungsgruppen haben nachgewiesen, dass es sich bei den Phasen der Inaktivität tatsächlich um Schlaf handelte. Sie nahmen dazu EEG-Messungen bei Delfinen unter Wasser vor – ein technisches Husarenstück. Außerdem beobachtete man, dass Delfine während der Schlafphasen nicht nur reglos im Wasser herumlagen, sondern gelegentlich langsam im Kreis schwammen, interessanterweise immer gegen den Uhrzeigersinn.

Die Fähigkeit, mit einer Hirnhälfte zu schlafen, ist bei näherer Betrachtung nicht einmal so unlogisch: Als Säugetiere haben Delfine keine Schwimmblase wie Fische und würden, wenn sie sich nicht bewegten, untergehen. Bleiben sie hingegen mit einer Hirnhälfte wach, können sie sich noch genug bewegen, um sich im Wasser treiben zu lassen oder Runden zu schwimmen. Sie können sich auf diese Weise an der Oberfläche halten und mit einer gewissen Regelmäßigkeit Atemzüge nehmen. Des Weiteren wurde der Gedanke geäußert, dass ein offenes Auge und die dabei aktive Hirnhälfte die Möglichkeit bieten, auf eventuelle Gefahren zu achten, während gleichzeitig ein Teil des Gehirns zu Schlaf kommt

Offensichtlich kann Schlaf bei Tieren je nach Art und Lebensumständen verschiedene Formen annehmen. Mit einer Hirnhälfte zu schlafen, scheint eine Anpassung an das Schlafen im Meer zu sein. Von verschiedenen Arten von Walen und Delfinen ist inzwischen belegt, dass sie auf diese Weise schlafen.

Kann man denn davon ausgehen, dass alle Tiere schlafen? Angesichts solch gravierender Anpassungen an den Schlaf im Tierreich sollte man annehmen, dass Schlaf unverzichtbar ist und bei allen Tierarten vorkommt.[18]

Auf den ersten Blick stimmt das: Von unseren Haustieren wissen wir, dass sie schlafen, aber auch von Tieren in freier Wildbahn und in Gefangenschaft ist dies belegt. Selbst bei Insekten und Spinnentieren – bei Bienen, Skorpionen und Kakerlaken – ist festgestellt worden, dass sie Phasen haben, in denen sie relativ bewegungslos sind und weniger auf Umgebungsreize reagieren. Wenn es ihnen eine Zeit lang unmöglich gemacht wird, diese Auszeit zu nehmen, holen sie diese Phasen nach. Diese Kennzeichen schreiben wir im Allgemeinen dem Schlaf zu. Natürlich wird das an einem bestimmten Punkt eine Frage der Definition; selbst bestimmte einzellige Organismen zeigen einen Wechsel von aktiven und weniger aktiven Phasen. Die Frage ist, ob sich die inaktiven Phasen als Schlaf bezeichnen lassen. Jedenfalls haben Einzeller keine Hirnzellen, daher können wir bei ihnen, anders als beim Menschen, kein EEG durchführen, um festzustellen, dass sie schlafen. Bei Wirbeltieren ist das eher möglich, so hat man schon bei vielen Hunderten von Tierarten Untersuchungen durchgeführt, um festzustellen, ob sie schlafen, ihr Schlaf mit unserem vergleichbar ist und er im Tagesverlauf ein bestimmtes Muster zeigt. Diese Forschung ist anspruchsvoll; um den Schlaf von Tieren unter Wasser zu messen, ist eine spezielle Apparatur vonnöten, und man kann sich unschwer vorstellen, dass die Erforschung schlafender Giraffen und Krokodile wiederum eine ganze Reihe anderer Probleme mit sich bringt.

Das Fazit dieser Forschung lautet: Schlaf ist unter den Tierarten tatsächlich ein allgemein verbreitetes Phänomen, besonders Wirbeltiere zeigen fast alle Kennzeichen von Schlaf.[19] Ob wirklich ausnahmslos *alle* Tiere schlafen, lässt sich derzeit nicht mit Sicherheit feststellen. So hat man bei bestimmten Fischarten zum Beispiel keine Hinweise auf Schlaf oder eine inaktive, schlafähnliche Phase gefunden. Dennoch lässt sich auch bei ihnen nicht ausschließen, dass sie auf eine Weise schlafen, die wir noch nicht messen können; diese Fische könnten möglicherweise immer mit Teilen ihres Gehirns schlafen, während der Rest wach bleibt. Bei Amphibien und Reptilien ist Schlaf nachgewiesen worden, wenngleich er sich in wichtigen

Aspekten von dem der Säugetiere und dem des Menschen unterscheidet. Ein wesentlicher Unterschied liegt darin, dass sie keinen deutlichen REM-Schlaf kennen.

Die Schlafphasen von Vögeln umfassen sowohl REM-Schlaf wie auch Non-REM-Schlaf. Doch der Anteil an REM-Schlaf ist geringer als bei Säugetieren. Außerdem führt Schlafmangel (Schlafdeprivation) bei Staren beispielsweise nicht zu einer Einbuße von Wachsamkeit und Aufmerksamkeit, wie wir das bei uns selbst durchaus kennen. Wie Wale zeigen auch Vögel das Schlafmuster abwechselnd schlafender Hirnhälften. Bei Vögeln ist das eher die Regel als die Ausnahme. Auch bei ihnen erklärt sich dieses Muster aus der Notwendigkeit heraus, vor potenziellen Beutegreifern auf der Hut zu sein und ungeachtet ihres Schlafzustandes körperlich aktiv zu bleiben. Obwohl es schwierig zu messen ist, spricht einiges dafür, dass Zugvögel auch während des Flugs in der Lage sind, immer wieder einmal mit einer Hirnhälfte zu schlafen. Abgesehen von dem Vorteil, aufmerksam bleiben und weiterfliegen zu können, ermöglicht ihnen das auch, während des Fluges den Abstand zu anderen Vögeln zu registrieren und konstant zu halten, sodass ein Schwarm Zugvögel auch im Schlaf in Formation bleiben kann.

Der Schlaf aller erforschten Säugetiere ist sehr ähnlich und wird wahrscheinlich auch von den gleichen oder ähnlichen Hirnteilen unterhalten. Alle Säugetiere, die bisher erforscht worden sind, zeigen ein Schlafmuster, das ebenso wie bei uns aus Non-REM-Schlaf und REM-Schlaf besteht. Auffallende Ausnahmen sind wiederum die Wale und Delfine, die offenbar kaum oder gar keinen REM-Schlaf kennen. Ein Faktum, das sich schwer begreifen lässt, da bei allen anderen erforschten Säugetieren dieses auffallende Schlafstadium auftritt und seinen Teil zum hohen Komplexitätsgrad des Säugetiergehirns beizutragen scheint. Bei Delfinen und Walen wird gerne ihr hohes Intelligenzniveau und vielfältiges und variantenreiches Verhalten hervorgehoben – offenbar ist dies auch ohne REM-Schlaf möglich. Wir wissen nicht, ob sie die Funktionen, die dem REM-Schlaf zugeschrieben werden, auf andere Weise kompensieren. Vielleicht erfahren wir durch die Erforschung dieser Tierarten letztlich etwas über die noch kaum verstandene Bedeutung und Funktion des REM-Schlafes.

Was sich bei den verschiedenen Säugetieren allerdings gewaltig unterscheidet, ist die Dauer des Schlafes und seine Verteilung über den Tag. Dabei besteht ein Zusammenhang zwischen der Größe des Tieres und seiner Schlafdauer: Größere Tiere schlafen durchschnittlich weniger. Kleine Nagetiere wie Mäuse und Hamster schlafen den größten Teil des Tages: bis zu zwanzig Stunden. Auch Fledermäuse und kleine Beuteltiere können einen großen Teil des Tages verschlafen. In der folgenden Tabelle findet sich eine Übersicht von verschiedenen Tierarten und ihrer Schlafdauer.

Ein weiterer wichtiger Faktor ist die Ernährungsweise: Je höher der Kalorienwert der Nahrung, desto länger der Schlaf. Möglicherweise beruht das darauf, dass bei einem höheren Nährwert weniger Zeit auf die Suche, das Verzehren und Verdauen der Nahrung aufgewendet werden muss. Fleischfresser (Karnivoren) schlafen mehr als Allesfresser (Omnivoren), die ihrerseits wieder mehr schlafen als Pflanzenfresser (Herbivoren). Dieser Zusammenhang zeigt sich sogar deutlich bei artgleichen Tieren, etwa bei Fledermäusen: Insektenfressende Fledermäuse schlafen länger als früchtefressende Fledermäuse.

Bei einer längeren Schlafdauer wird oft auch eine längere REM-Schlafphase registriert: Sie ist bei Pflanzenfressern wie Kühen und Pferden also relativ kurz, bei Katzenartigen hingegen wiederum lang. Viele Katzen- und Hundeliebhaber kennen möglicherweise die Kennzeichen dieses REM-Schlafes bei ihrem Haustier gut: schnelle, ruckartige Bewegungen der Schnurrhaare und im Gesicht, die ein wenig mit den Gesichtsbewegungen und Muskelzuckungen vergleichbar sind, die wir im REM-Schlaf auch bei neugeborenen Babys sehen. Es ist eine spannende Annahme, Tiere wie unsere Haustiere hätten während des REM-Schlafs Träume, wie wir sie von uns kennen. Bei Haustieren kann auch die REM-Schlafstörung RBD auftreten, die im Kapitel über Schlafanomalien erläutert wird: Suchen Sie einmal unter »RBD« und »dogs« Beiträge im Internet. Hunde mit dieser Störung strampeln mit ihren Pfoten, als wollten sie rennen oder flüchten, sie knurren und scheinen gelegentlich sogar fiktive Feinde anzufallen. Nicht selten rennen sie gegen die Wand oder gegen Möbel und wachen dann leicht benommen auf. Katzen, bei denen man in einem Experiment die Lähmung während des REM-Schlafs ausgeschaltet hat, zeigen in diesen Fällen beispielsweise ein Verhalten, als wären sie im Begriff, eine Beute anzuspringen.[20] Es klingt plausibel, dass Hunde und Katzen während des REM-Schlafes Erfahrungen machen, die ein derartiges Verhalten hervorrufen, ähnlich wie RBD-Patienten, welche die Verhaltensweisen ausagieren, von denen sie träumen. Ob diese Tiere Träume mit visuellem und erzählerischem Inhalt haben, wie wir als Menschen sie manchmal erleben und schildern können, ist bisher noch ein Rätsel.

Die Verteilung des Schlafes über den Tag unterscheidet sich bei den Tierarten sehr stark: Es gibt tagaktive Tiere, die wie der Mensch ihren Schlaf auf die Nacht beschränken, aber auch Tiere, deren Schlafzeit größtenteils gerade in der hellen Tageszeit liegt; Ratten und Mäuse verbringen achtzig Prozent ihres Schlafs am Tage und sind nachts aktiv. Andere Tierarten, etwa Katzen, verteilen ihren Schlaf sowohl über den Tag als auch über die Nacht. Eigentlich ist ein innerhalb von 24 Stunden über mehrere Phasen verteilter Schlaf im Reich der Säugetiere die Regel; man bezeichnet das als einen polyphasischen Schlaf. Der für den Menschen charakteristische monophasische Schlaf, bei dem wir für die Dauer unseres Schlafes mit Vorliebe einen zusammenhängenden Zeitraum nutzen, finden wir nur bei den Affen. Auch die Länge des Schlafzyklus (die Zeit, die ein vollständiger Wechsel vom Non-REM-Schlaf zum REM-Schlaf

Tierart	Schlafdauer (Stunden)
Ente	11
Habicht	4–5
Kaiserpinguin	11
Igel	10
Fledermaus	20
Dreizehenfaultier	16
Goldhamster	14
Ratte	13
Tümmler (Delfin)	10
Katze	13
Hund	8–13
Pferd	3
Esel	3
Rhesusaffe	12
Pavian	9–10
Schimpanse	10

Gesamtschlafdauer in Stunden für eine Reihe von Tierarten, mithilfe eines EEGs gemessen, nach Campbell & Tobler, 1984.

braucht – siehe Kapitel 2) ist unterschiedlich: Bei Menschen dauert sie von allen erforschten Tierarten am längsten, ungefähr neunzig Minuten, in etwa vergleichbar mit den fünfundachtzig Minuten des Schimpansen. Elefanten haben einen Schlafzyklus von durchschnittlich zweiundsiebzig Minuten; Katzen begnügen sich mit einem deutlich kürzeren Schlafzyklus von circa achtundzwanzig Minuten, während beispielsweise Hamster einen Schlafzyklus von zehn bis zwölf Minuten durchlaufen.

Die Haltung beim Schlafen gehört zu dessen charakteristischsten Eigenschaften. Meistens wird liegend, an einem sicheren und auch mehr oder weniger festen Platz geschlafen. Doch auch dabei gibt es Varianten: Huftiere wie Pferde und Kühe, aber auch Giraffen können sowohl stehend als auch liegend schlafen. Der REM-Schlaf wird allerdings immer liegend verbracht. Ein wichtiger Unterschied besteht zwischen dem Winter- oder Sommerschlaf und dem regulären Schlaf. Bei Ersterem handelt es sich um die Überlebensstrategie, bestimmte Zeiten extremer Kälte, Hitze oder Trockenheit so zu verbringen, dass sie wenig Energie kosten. Auch wenn dieser Zustand augenscheinlich wie Schlaf wirkt, ist er doch etwas ganz anderes. Im Winter- oder Sommerschlaf wird der Energiehaushalt auf ein niedriges Level gesenkt, die Atmung und der Herzschlag verlangsamt, und die Körpertemperatur kann stark absinken.

Bei Zieseln (einer Erdhörnchenart) wurde in einer Studie der Reichsuniversität Groningen nachgewiesen, dass sie hin und wieder aus dem Winterschlaf erwachen ... um schlafen zu können.[21] Offenbar entwickelt sich bei diesen Tieren während des lang andauernden Winterschlafs ein Schlafmangel, den sie hin und wieder ausgleichen müssen. Schlaf muss schon sehr bedeutsam sein, wenn dafür ein Prozess der Energieersparnis unterbrochen wird. Man hat errechnet, dass der energetische Aufwand für periodische Unterbrechungen des Winterschlafs, die mit einer Erwärmung des Körpers und einem – mittels EEG festgestellten – Schlaf verbunden sind, neunzig Prozent der Gesamtenergie des ganzen Winterschlafs beträgt.

Eine wichtige Eigenschaft des Schlafes, wie wir ihn kennen, besteht darin, dass ihm anscheinend ein selbstregulierendes Prinzip zugrunde liegt: Wenn Schlaf ausgelassen wird, wird er in den folgenden Schlafphasen nachgeholt, die Dauer und die Tiefe des Schlafes nehmen dann zu. Bei vielen Tieren vollzieht sich das normalerweise ganz genauso, es gibt aber auch Ausnahmen. Viele Tiere schlafen während der Paarungszeit weniger, ohne dass sich für sie daraus sichtbare Folgen ergeben; sie zeigen kein schlafdepriviertes Verhalten, und der fehlende Schlaf wird nicht nachgeholt. Das Männchen des Uferläufers schläft in der Balzzeit drei Wochen lang nicht, ohne dass sich daraus Konsequenzen für sein Verhalten ergeben: Ganz im Gegenteil, je weniger ein Männchen schläft, desto erfolgreicher wird es sogar bei der Fortpflanzung sein. Bei einer Geburt kann es sich ähnlich verhalten: Die Mutter und das neugeborene Kalb eines Orcas schlafen in den ersten sechs Wochen des Jungtieres nicht. Das scheint nicht zu einem Schlafmangel zu führen, nach einiger Zeit wird das normale Schlafmuster einfach wiederaufgenommen.

6. Macht Schlafen kreativ?

Eine besondere Form durch Schlafen zu lernen betrifft das Erlangen von Einsicht: Man durchschaut etwas, was man zuvor nicht verstanden hat. Auch damit haben wohl viele Menschen Erfahrungen. Was abends noch undurchsichtig und unlösbar schien, erweist sich morgens plötzlich als kinderleicht. Es handelt sich dabei in gewissem Sinne um eine Art Mittelding zwischen »schlafen, um sich zu erinnern« und »im Schlaf lernen«. Offenbar ist man im Schlaf noch mit dem beschäftigt, womit man tagsüber zu tun hatte; man »käut es wieder«, wodurch sich etwas in der Art, in der es gespeichert wird, verändert. Unbedeutende Informationen werden vielleicht entfernt, sodass »reine« Informationen übrig bleiben, die dann zu der großen Einsicht führen.

Um dieses Phänomen ranken sich zahlreiche Anekdoten: In einer amüsanten Übersicht in der Zeitschrift »Nature« schildert der Hirnforscher Paolo Mazzarello[22], welche großen Entdeckungen vom Schlaf vorangetrieben wurden. Die chemische Struktur sogenannter aromatischer Verbindungen, bestehend aus einem Ring aus sechs Kohlenstoffatomen, die in der belebten Natur oft vorkommen, sah August Kekulé in einem Traum in Form einer Schlange, die sich in ihren eigenen Schwanz beißt. Durch dieses Bild wachgerüttelt, arbeitete er den Rest der Nacht durch, um die chemische Struktur zu formulieren.

Der Nobelpreisträger Otto Loewi berichtet, dass er vor Ostern 1921 mitten in der Nacht aufwachte und etwas auf ein Blatt Papier schrieb. Am nächsten Morgen konnte er nicht entziffern, was er geschrieben hatte, aber in der folgenden Nacht kam der Gedanke wieder zurück. Mithilfe dieser Idee führte er ein neues Experiment durch, mit dem er belegen konnte, dass die Kommunikation der Nerven untereinander durch die Ausschüttung von Botenstoffmolekülen, sogenannten Neurotransmittern, erfolgt.

Der bekannte Chemiker Dmitri Iwanowitsch Mendelejew fiel 1869 in den Schlaf, während er sich vergeblich bemühte, Ordnung in die Beziehung chemischer Eigenschaften und Atomgewichte zu bringen. Sollte ihnen ein ordnendes Prinzip zugrunde liegen? Im Schlaf »sah« er, wie die verschiedenen Atome wie Karten untereinandergelegt wurden; als er erwachte, zeichnete er auf, was er gesehen hatte. Das war die Geburt des Periodensystems der Elemente, der »Magna Charta« der Chemie.

Auch im Bereich der Kunst werden Träume oft als Inspirationsquelle angeführt. Viele Maler sagen, dass ihre Werke auf Traumbildern basieren; Salvador Dalí ist der bekannteste, aber auch von Frida Kahlo und Henri Rousseau gibt es Werke, die sie einfach »Der Traum« nannten. Von Paul McCartney erzählt man sich, er habe im Traum die Nummer »Yesterday« gehört und sich beim Aufwachen nicht vorstellen können, dass es sie nicht schon gab. Filmemacher wie Ingmar Bergman und Frederico Fellini verwendeten Traumbilder für ihre Filme; und in der Literatur kursiert die Geschichte, die Metamorphose in »The Strange Case of Dr. Jekyll and Mr. Hyde« sei Robert Louis Stevenson in einem Traum erschienen.

Auch aus der Ecke der Schlafforscher selbst kommt eine Anekdote: William C. Dement, einer der Pioniere der Schlafforschung und einer der Ersten, die den REM-Schlaf beschrieben und erforscht haben, profitierte von seinem eigenen Traum. Dement, ein eingefleischter Raucher, schilderte, wie ihm im Traum mitgeteilt wurde, dass er unheilbar an Lungenkrebs leide, und er erkannte, dass er sterben und seine Kinder nicht mehr aufwachsen sehen würde. Als er erwachte und realisierte, dass er geträumt hatte, spürte er eine enorme Freude und Lebenslust und fühlte sich wie neugeboren. Er packte die Gelegenheit beim Schopfe und hörte nach diesem Traum mit dem Rauchen auf.

Was den verschiedenen Anekdoten gemeinsam ist, ist der Aspekt, dass die Entdecker sich vor dem Schlaf oftmals eingehend mit dem Problem, das sie zu lösen versuchten, oder dem Produkt, das sie erschaffen wollten, beschäftigt hatten und anschließend im Schlaf offenbar weiter darüber brüteten. Teilweise vollzieht sich also ein Prozess der Wiederholung der Informationsverarbeitung oder der Hirnaktivität, die mit der Rolle vergleichbar ist, die das Schlafen bei Lernprozessen (wie den in Kapitel 4 beschriebenen) spielt.

Solche Schilderungen regen die Fantasie an. Sie laufen natürlich Gefahr, im Laufe der Zeit sowohl von denjenigen, welche die Entdeckung gemacht haben, als auch von denjenigen, die sie weitertragen, aufgebauscht und romantisiert zu werden, absichtlich oder unabsichtlich. Dennoch gibt es aus wissenschaftlicher Sicht durchaus solide Belege für die Bedeutung von Schlafen und Träumen im Kreativitätsbereich. In einer groß angelegten Untersuchung mit mehr als tausend Probanden haben die deutschen Forscher Schredl und Erlacher untersucht, ob die Teilnehmenden einen Zusammenhang zwischen ihren eigenen Träumen und Kreativität sahen. Sie baten sie anzugeben, ob sie gelegentlich Träume gehabt hätten, die zu einer gewissen Form von Kreativität geführt hätten, und versuchten diese Angaben zu Schlafeigenschaften und Persönlichkeitsmerkmalen der Befragten in Relation zu setzen.[23] Eine Mehrheit von 70 Prozent gab an, schon einmal einen kreativen Traum gehabt zu haben; bei 45 Prozent kam das zweimal im Jahr vor, und in 9 Prozent der Fälle einmal wöchentlich.

Die Form, in der sich solche Träume als hilfreich erwiesen, ließ sich in vier Kategorien unterteilen: Es gab Träume, die unmittelbar zur Entstehung eines Kunstwerks oder zu einem künstlerischen Ausdruck beitrugen; Träume, die Menschen dazu anregten, etwas zu tun, wovor sie sich scheuten; in manchen Träumen fand sich eine Einsicht oder die Lösung eines Problems, bei dem bisher noch kein Durchbruch erzielt worden war; und schließlich lag in manchen Träumen auch eine emotionale Einsicht.

Interessanterweise machten hierbei weder Geschlecht noch Alter einen Unterschied; die Werte schienen ziemlich konstant und einheitlich zu sein. Was die Ursache-Wirkungs-Faktoren anging, wurde deutlich, dass Menschen, die sich häufiger an ihre Träume erinnerten, auch häufiger Auswirkungen dieser Träume im Bereich der Kreativität sahen. Außerdem erwiesen sich diejenigen, die mehr kreative Träume hatten, als sensiblere, kreativere und verletzlichere Naturen. Es scheint also eine wechselseitige Beeinflussung zu geben, unter der solche Träume die kreativen Aspekte des Lebens fördern; diese tritt gleichzeitig aber vor allem bei Menschen auf, die ohnehin schon kreativ sind. Zu bedenken ist auch, dass es sich hier um Selbsteinschätzungen handelt, die möglicherweise für Tendenzen zur Beschönigung und Übertreibung anfällig sind.

Gleichwohl belegt diese Untersuchung, dass zwischen Träumen und Kreativität zumindest ein Zusammenhang besteht. Doch seien Sie unbesorgt, Träume sind keine unbedingte Voraussetzung für Kreativität. Es gibt auch Gegenbeispiele, wie etwa den Autor Arnon Grunberg, der versichert, einen sehr festen Schlaf zu haben und sich so gut wie nie an seine Träume zu erinnern. Obwohl er noch nie die Erfahrung gemacht hat, durch seine Träume inspiriert worden zu sein, ist er ein äußerst produktiver Schriftsteller mit einem sehr kreativen Œuvre.

Auch besser kontrollierte wissenschaftliche Studien konnten zeigen, dass man durch Schlaf Einsicht gewinnt. Schlafforscher in Deutschland haben Probanden einem Test unterzogen: Die Aufgabe bestand darin, die letzte Zahl einer langen Zahlenreihe zu finden, wobei sie unter Verwendung einer Reihe von Regeln immer die jeweils folgende Zahl auf der Grundlage der vorhergehenden Zahl finden sollten. Normalerweise ein langwieriger Prozess, weil Zahl um Zahl berechnet werden muss, bevor man zur letzten kommt. In der Zahlenreihe verbarg sich jedoch eine Regelmäßigkeit, nach der die letzte Zahl einer Reihe immer mit der zweiten Zahl der Reihe identisch war. Wenn die Teilnehmenden diese Regelmäßigkeit durchschauten, war das Lösen des Tests ein Kinderspiel: Hatten sie die zweite Zahl der Reihe erst einmal gefunden, konnten sie sich den Rest der Reihe schenken und gleich zur letzten Antwort übergehen.

Es zeigte sich, dass bei den Teilnehmenden, die nach einer gewissen Zeit des Übens schliefen und sich danach wieder an den Test setzten, die Einsicht sich gewissermaßen Bahn brach. Bei Probanden, die zwischen dem ersten und zweiten Bearbeiten der Aufgabe nicht schliefen, war das nicht der Fall.

Eine weitere Untersuchung dieses Phänomens ließ erkennen, dass zwischen den Personen, die beim zweiten Anlauf zu dieser Einsicht gelangten, und denjenigen, denen das nicht glückte, schon von Beginn an Unterschiede in der Hirnaktivität zu sehen waren. Wichtig ist, dass sie sich zum Zeitpunkt der Messung ansonsten noch nicht unterschieden: Niemand von ihnen hatte die Lösung der Aufgabe durchschaut. Bei den Teilnehmenden, die bei der Aufgabe zur entscheidenden Einsicht gelangten, war die Hirnaktivität jedoch schon zu Beginn anders, und sie strukturierte sich während des Schlafes noch einmal neu. Dieser letzte Befund ist dem der Fragebogenstudie von Schredl und Erlacher sehr ähnlich, offenbar sind hier Aspekte entscheidend: der Schlaf ermöglicht Einsicht, aber vor allem bei Menschen, die eine Veranlagung dazu haben.

Besteht nun also eine Beziehung zwischen Schlaf und Kreativität? Diese Beziehung ist noch nicht eindeutig geklärt. Einerseits hilft Schlaf zwar beim Lernen und Lösen von Problemen, andererseits jedoch ist Kreativität ein komplexer Prozess, bei dem die gezielte Problemlösung nur einen Teil ausmacht. Die Kreativitätsforschung ist ein Feld, das stark im Kommen ist. Theorien über Kreativität heben im Allgemeinen hervor, dass es abwechselnd zwei Prozesse oder Phasen geben muss. John Cleese beschreibt dies in einer humorvollen Rede zur Entstehung von Ideen (Sie finden sie im Internet unter »John Cleese« und »Creativity«). Es muss eine Phase des »freethinking« geben, in der man seinen Gedanken freien Lauf lassen kann. Idealerweise lässt man in diesem Stadium allen Gedanken Raum, ohne sie gleich als richtig oder falsch zu bewerten. Doch dann muss einer solchen Phase ungehinderten, spielerischen Denkens eine Phase der gezielten Ausarbeitung der Gedanken folgen. Das Alternieren zwischen zwei Modi, dem freien und dem strukturierten, dem ungehemmten und dem eingegrenzten (Arbeits-)Modus, ist entscheidend. John Cleese bezeichnet diese beiden Prozesse als »open« und »closed«. Den offenen Modus beschreibt er folgendermaßen: »Es ist eine Einstellung, in der unsere Neugier sich frei entfalten kann, weil wir nicht unter Druck stehen, etwas Bestimmtes schnell erledigen zu müssen. Wir können spielen, und das ist es, was unsere Kreativität zum Vorschein bringt.« Doch dann fährt er fort: »Doch wenn wir einmal eine Lösung gefunden haben, müssen wir in den geschlossenen Modus wechseln, um sie zu realisieren. Denn haben wir einmal eine Entscheidung getroffen, sind wir nur effizient, wenn wir sie entschieden durchziehen, unbeirrt von Zweifeln, ob sie richtig ist.«[24]

Kreativität ist also kein einheitlicher Prozess, sondern entsteht aus einer Kombination zweier Phasen, einem offenen und einem geschlossenen Modus. Vielleicht lässt sich das Auftreten von Kreativität deshalb wenig vorhersehen und Inspiration so schwer erzwingen.

Schlaf kann auf unterschiedlichen Ebenen den Wechsel und den Gehalt der beiden Modi beeinflussen. Schlaf ist selbst eine Phase der Loslösung. Schließlich nehmen die Gedanken im Schlaf, ob wir träumen oder nicht, freien Lauf, ohne notwendigerweise an die Ratio gekoppelt zu sein. Im Gehirn ist eine geringere Aktivität in den Bereichen zu beobachten, die an der kognitiven Kontrolle beteiligt sind. Möglicherweise ist Schlaf also selbst eine der beiden Phasen, jene, in der Informationen locker zusammengefügt werden und gären können, ohne dass die Vernunft eingreift.

Die darauffolgende wachsame Phase ist dann der Modus, in dem aus diesen neu zusammengefügten Informationen eine Lösung kreiert wird. Das klingt plausibel, ist aber noch mit Unklarheiten behaftet. Schlaf ist ja kein einförmiger Prozess, sondern besteht aus verschiedenen Teilstadien. Bietet nun der leichte Schlaf, der Tiefschlaf oder der REM-Schlaf die Möglichkeit, unseren Gedanken ungehemmt freien Lauf zu lassen? Geschieht dies im Traum, wie es die geschilderten Anekdoten nahelegen? Oder besteht der Inhalt eines Traumes eigentlich nur aus willkürlich zusammengewürfelten Informations- und Wissensfetzen, die uns später zu neuen brauchbaren Ideen verhelfen sollen? Doch wenn dem so ist, warum erinnern wir uns dann so schlecht an unsere Träume? Es wäre doch zu wünschen, über diese Trauminhalte beim Wachwerden verfügen zu können, wenn wir tatsächlich etwas Sinnvolles damit tun sollen oder zumindest tun könnten. Oder genügt es schon, dass der freie Gedankengang sich auf unbewusster Ebene abspielt? Antworten auf diese Fragen haben wir noch nicht.

Eine andere Form, in der Schlaf zum kreativen Prozess beitragen kann, besteht darin, tagsüber den Wechsel zwischen den beiden Phasen zu fördern. Sowohl die offene als auch die geschlossene Phase verläuft nach einem guten Schlaf besser. Im offenen Modus wandern die Gedanken in alle Richtungen, zu der Liste der Dinge, die wir noch abarbeiten müssen, in die Vergangenheit, in die Zukunft, von angenehmen zu unangenehmen Dingen. Das ist mit einem bestimmten Hirnaktivitätsmuster verbunden, das man als »Ruhezustand« bezeichnet. Interessanterweise ist diese Hirnaktivität nicht beliebig, wie wir es vielleicht in einer Phase, in der die Gedanken ebenfalls gefühlsmäßig beliebig sind, erwarten würden, sondern gerade klar konturiert. Unser Gehirn besitzt offenbar ein spezielles Aktivitätsmuster, das es uns gestattet, unseren Gedanken freien

Lauf zu lassen. Diese Hirnaktivität ist bei Menschen, die schlecht schlafen, weniger ausgeprägt. Es ist bemerkenswert: Man muss schlafen, um tagträumen zu können!

Der geschlossene Modus profitiert ebenfalls von gutem Schlaf. Komplexe Aufgaben im Labor zu lösen, neue Informationen aufzunehmen oder einfach schnell und adäquat auf einzelne Reize zu reagieren, all das geht einem nach einer guten Nacht leichter von der Hand. Auch auf der Ebene der Hirnaktivität wird deutlich, wenn die normalen Aktivitätsmuster nach einer schlechten Nacht nicht optimal eingesetzt werden können und bestimmte Hirnregionen nicht so gut mitarbeiten.

Alles in allem ist Schlaf offenbar an diversen Aspekten von Kreativität beteiligt: einerseits ganz direkt, indem er beispielsweise Lösungen bietet, die im Traum sichtbar werden, andererseits indirekt, indem er Voraussetzungen für Kreativität im Tagesverlauf schafft. Durch die Neustrukturierung von Wissen während des Schlafs können wir tagsüber schneller zu Problemlösungen gelangen. Auch wenn es sich nicht um die Lösung eines konkreten Problems handelt, scheint Schlaf Kreativität stimulieren zu können. Durch das Wegfallen kognitiver Kontrollen können im Schlaf neue Assoziationen entstehen und so Zusammenhänge gefunden werden, die nicht logisch erscheinen und durch bloßes logisches Nachdenken daher auch niemals aufgespürt worden wären. Wenn diese Assoziationen tagsüber, bewusst oder unbewusst, weiterbearbeitet werden können, dann können sie eine Grundlage für neue Lösungsansätze bilden.

Last but not least ist ein guter Schlaf allem Anschein nach die Basis einer gesunden, tagsüber funktionierenden Kreativitätsmaschine: Beide Phasen, die *offene* wie die *geschlossene*, profitieren von einem gesunden Schlaf. Die Forschung zur Relevanz von Schlaf für Kreativität ist noch begrenzt, aber durchaus vielversprechend. Kreativität ist ein schwer zu erfassender Prozess, gleichzeitig ist sie von fundamentaler Bedeutung für den Fortbestand des einzelnen Menschen und der menschlichen Gattung und darüber hinaus ein Quell der Freude und des Staunens. Tiefere Einsichten in den Schlaf können uns helfen, auch diesen wichtigen Aspekt menschlichen Verhaltens besser zu erfassen.

Box 6: »Einer der am wenigsten erforschten Bereiche der Kunst sind Träume«

Eines der ausdrucksvollsten Beispiele künstlerischer Inspiration durch Träume findet sich in dem Gemälde *Der Nachtmahr* des englisch-schweizerischen Malers Johann Heinrich Füssli (1741–1825) aus dem Jahr 1781. Von ihm stammt auch obige Aussage. Es handelt sich um eine einigermaßen beunruhigende Darstellung einer Frau, die ausgestreckt auf dem Rücken liegt, augenscheinlich im Tiefschlaf. Auf ihrer Brust sitzt ein boshaft blickender Inkubus, eine Art Troll, der den Betrachter direkt ansieht. Ein hinter einem Vorhang herausragender Pferdekopf sieht dem Geschehen mit leblosen Augen zu.

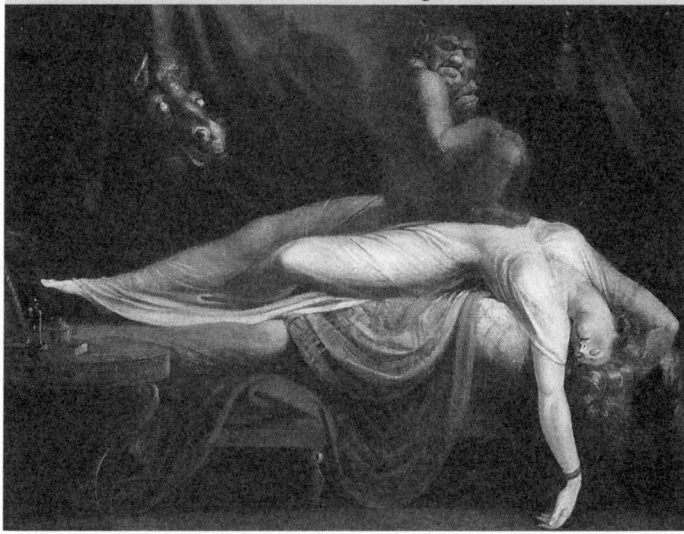

Es ist in mehrfacher Hinsicht ein Werk, das Kunst und Träume in sich vereint; durch die bedrohliche Ausstrahlung der Tiere und das leblose Aussehen der Frau erweckt die Szene als ganze den Eindruck eines Albtraums. Die Darstellung könnte auch suggerieren, dass die Frau einen Albtraum durchlebt und von der Gegenwart der Tiere träumt. Die Schlafhaltung würde dazu passen, denn die Rückenlage kann Albträume hervorrufen. Auch der Pferdekopf könnte ein direkter Hinweis auf einen »night-mare« *(engl. mare* = Stute) sein, obwohl das wohl sehr wörtlich interpretiert wäre und wir dem Künstler damit möglichweise nicht gerecht werden.

Von dem Werk geht eine starke sexuelle Suggestion aus; der Inkubus könnte für die teuflischen Wesen stehen, die sich der germanischen Volkssage nach mit Frauen paaren, die alleine schlafen. Die Haltung der Frau könnte auf sexuelle Verfügbarkeit oder sogar auf einen Orgasmus hindeuten. In dieser Deutung wäre es vielleicht kein Albtraum, sondern die allegorische Darstellung eines sexuellen Traumes. Füssli selbst hat sein Werk nie erläutert und überließ die Interpretation dem Betrachter.

Für Schlafforscher gibt es noch eine weitere Konnotation: Die Schlaflähmung ist ein Zustand, der beim Aufwachen eintreten kann oder gelegentlich auch bei Menschen, die an Narkolepsie leiden. In diesen Fällen schildern die Betroffenen, dass sie wach sind, aber ihren Körper nicht bewegen können. Charakteristisch ist eine schwere Atmung, die manchmal als gespanntes Band um die Brust oder ein Gefühl beschrieben wird, »als säße jemand auf meiner Brust«. Oft geht diese Episode mit lebhaften Halluzinationen einher. Es ist eine beängstigende Erfahrung, die zum Glück meistens nur wenige Sekunden anhält, in einigen Fällen aber auch mehrere Minuten dauern kann. Kann das Gemälde als künstlerische Darstellung der Schlaflähmung gesehen werden, mitsamt dem halluzinierten Troll auf dem Brustkorb, der das Atmen erschwert?

7. Schlafanomalien

1920 kam in Deutschland eine düstere Verfilmung der Erzählung »Das Cabinet des Dr. Caligari« in die Kinos. Sie handelt von einem geheimnisvollen Mann, Dr. Caligari, der in einer Jahrmarktsnummer einen Schlafwandler vorführt. Der Somnambule Cesare kann in schlafendem Zustand Fragen der Jahrmarktsbesucher beantworten. Einer der Besucher, der sich mit einem Freund und seiner Verlobten Jane das Spektakel anschaut, fragt ihn im Scherz, wie lange er noch zu leben habe. Zu seinem Entsetzen prophezeit ihm Cesare, dass er den nächsten Morgen nicht mehr erleben werde. Tags darauf wird der Fragesteller tot aufgefunden. Gemeinsam mit Jane untersucht der Freund des Opfers den Mord. Er beobachtet, wie Cesare in einer der folgenden Nächte bei Jane einbricht und sie entführt. Der Freund spioniert nun Dr. Caligari nach, er folgt ihm zu einer Anstalt, wo er herausfindet, dass Caligari als Direktor der Einrichtung den Schlafwandler dazu benutzt, Morde zu verüben.

Der Film hat einen fantasiehaft, grafischen, man könnte fast sagen traumhaften Stil. Enge Gässchen und verzerrte Stadtansichten steigern die beklemmende Atmosphäre. Die Verfilmung der Erzählung wird als ein Höhepunkt des *Film noir* und des Expressionismus angesehen, sie ist Ausdruck der blinden Autoritätshörigkeit und der irrationalen Gewaltverherrlichung, die viele nach Ende des Ersten Weltkriegs empfanden.

Obwohl der Film wie ein bitterböses Märchen präsentiert wird, war das Phänomen des mordenden Schlafwandlers schon vorher bekannt.[25] Einer der ersten dokumentierten Fälle stammt aus dem Jahr 1887. Der renommierte französische Kriminalbeamte Robert Ledru, der von der Sûreté nach Le Havre geschickt wird, um das Verschwinden einer Reihe von Matrosen zu untersuchen, wird nach seiner Ankunft mit einem mysteriösen Mord an einem Pariser Urlauber konfrontiert. André Monet wird am

Strand gefunden, von einer Kugel getroffen, die aus einer Pistole deutscher Machart abgefeuert wurde. Für den Mord scheint es kein klares Motiv zu geben. Einige Beobachtungen am Strand sind jedoch auffällig; in der Nähe der Leiche sind Fußabdrücke zu sehen. Sie lassen erkennen, dass dem rechten Fuß offensichtlich die große Zehe fehlt.

Langsam beginnt es dem Inspektor zu dämmern: Er selbst hat ja eine deutsche Pistole, und ihm fehlt auch die große Zehe seines rechten Fußes. Außerdem waren seine Socken an diesem Morgen, als er vom Hotel für die Fahrt zum Tatort abgeholt wurde, aus unerfindlichen Gründen nass. Als er die Puzzleteile zusammenfügt, bleibt ihm nichts anders übrig, als sich selbst anzuzeigen; Ledru leidet an Syphilis und ist mit Schlafwandeln vertraut. In dieser Nacht ist er aufgestanden, hat seine Socken angezogen, ist schlafwandelnd mit seiner Pistole und der Akte der vermissten Matrosen zum Strand gegangen und dort von dem zufällig vorbeikommenden Monet überrascht worden. Ledru hatte an die Vorfälle keinerlei Erinnerung.

Da es kein Motiv für den Mord gab und Ledru, wie seinen Vorgesetzten bekannt war, häufiger schlafwandelte, wurde er nicht verurteilt, sondern in der Nähe von Paris zur Beobachtung inhaftiert. Während seiner Haft beobachteten seine Wächter, dass er regelmäßig schlafwandelte. Um ihn zu testen, legten sie ihm nachts eine ungeladene Pistole unter sein Kissen. In der folgenden Nacht stand er auf und feuerte mit der Pistole auf die Wächter. Nachdem sein Schlafwandeln auf diese Weise bestätigt worden war, wurde er in der französischen Provinz untergebracht, wo er medizinisch versorgt und unter ständiger Bewachung die letzten fünfzig Jahre seines Lebens verbrachte.

Klingt das immer noch theatralisch und unglaubwürdig? Auch in jüngerer Zeit wurden gut dokumentierte Fälle von »homizidalem Somnambulismus« (mörderischem Schlafwandeln) beobachtet. Am bekanntesten ist wahrscheinlich der Fall von Kenneth James Parks, einem dreiundzwanzigjährigen Kanadier, der 1987 von der Anklage freigesprochen wurde.[26] Ken Parks kämpfte mit der Spielsucht, bisher hatte er das Geld seiner Familie dafür aufgebraucht und nun hatte er begonnen, an seinem Arbeitsplatz Geld zu unterschlagen. Im März wurde er dabei ertappt und entlassen. Am 20. März hatte er ein erstes therapeutisches Treffen anonymer Spielsüchtiger besucht und sollte am folgenden Wochenende seiner Familie von seinen Problemen erzählen. Neben seiner Spielsucht litt Ken Parks seit seiner Kindheit unter Schlafwandeln.

Am Morgen des 24. März 1987 stand er aus dem Bett auf, zog sich an und fuhr dreizehn Kilometer durch den Schnee zum Haus seiner Schwiegereltern, zu denen er ein ausgesprochen herzliches Verhältnis hatte. Dort angekommen, attackierte er seinen Schwiegervater und erstach seine Schwiegermutter mit einem griffbereiten Küchenmesser. Bereits im Haus seiner Schwiegereltern muss er realisiert haben, was geschehen war, als er seine blutigen Hände, seine Schwiegermutter tot in einer Blutlache und seinen Schwiegervater schwer verwundet am Boden liegen sah. Doch die erste Erinnerung, die er benennen konnte, war die, dass er auf dem Polizeirevier stand, zu dem er selbst hingefahren war, und stammelte: »Ich glaube, ich habe jemanden ermordet ... meine Hände ...«

Seine Geschichte wirkte zunächst unglaubwürdig, doch wegen eines fehlenden Motivs, des guten Verhältnisses zu seinen Schwiegereltern, des Umstands, dass er seine Geschichte bei wiederholter Befragung beibehielt, seines sichtlichen Kummers und seines Entsetzens über die Geschehnisse sowie seiner Bereitschaft zur Mitwirkung wurde er einer näheren Untersuchung unterzogen. Aus dem EEG, das man bei ihm erstellte, ergab sich, dass er tatsächlich schlafwandelte. Da er auch schon in seiner Jugend erwiesenermaßen schlafwandelte und der emotionale Zustand, in dem er sich zur Zeit des Vorfalls befand, gemeinsam mit dem Schlafmangel wegen seiner finanziellen Sorgen Schlafwandeln bewirken kann, kam das Gericht schließlich zu dem Urteil, dass ihn keine Schuld treffe. Er wurde freigesprochen.

Im Laufe der Jahre sind ähnliche Fälle wie der von Ledru und Parks beschrieben worden. In einigen Fällen kamen die Richter zu dem Urteil, dass es glaubhaft sei, von Schlafwandeln auszugehen. Die beschriebenen Fälle entsprachen bestimmten für das Schlafwandeln charakteristischen Merkmalen, es fehlten jegliche Erinnerungen an den Vorfall und die Handlung, es gab eine Vorgeschichte früheren Schlafwandelns und extreme Umstände, die bei Personen, die dafür anfällig sind, Schlafwandeln auslösen können. Was in all diesen Fällen immer Erstaunen hervorrief, ist das scheinbar zielgerichtete Handeln und die nachvollziehbare, für die betreffende Person untypische Handlungsweise.

Zum Glück verläuft Schlafwandeln in den meisten Fällen harmloser. Wie gesagt, tritt das Leiden in der Kindheit häufig auf; manchmal kommt es nur darin zum Ausdruck, dass die Kinder im Schlaf sprechen, sie können aber auch aufstehen und herumlaufen. In der Kindheit sind solche Episoden in der Regel nicht aggressiv; das Beste, was man in diesen Fällen tun kann, ist, die Schlafwandler mit zarter Hand wieder zurück in ihr Bett zu führen. Gelegentlich kann es auch geboten sein, sie vorsichtig aufzuwecken, um die Gefahr einer eventuellen Verletzung zu vermeiden. Beim Aufwecken kann zunächst noch eine Phase der Verwirrung eintreten, bevor das Bewusstsein von Zeit und Ort wieder zu ihnen durchdringt.

Nach der Kindheit wird Schlafwandeln seltener und kommt vor allem bei Personen vor, bei denen es in der Familie liegt: Für Schlafwandeln gibt es eine starke genetische Disposition. Sie ist sogar so stark, dass bei dem Kind eines schlafwandelnden Elternteils eine 45-prozentige Wahrscheinlichkeit besteht, selbst auch zu schlafwandeln; sind beide Elternteile betroffen, kann die Wahrscheinlichkeit bis zu 60 Prozent betragen.

Schlafwandeln ist vielleicht eines der ausgeprägtesten Beispiele einer Schlafstörung, aber es ist gewiss nicht die einzige. In der jüngsten Zusammenstellung von Schlafstörungen der American Association of Sleep Medicine, dokumentiert in der dritten Auflage der »International Classification of Sleep Disorders«, werden nicht weniger als sechzig verschiedene Diagnosen unterschieden.[27] Das unterstreicht noch einmal, wie komplex die Schlafregulierung ist und wie leicht bei einer Beeinträchtigung dieser Regulierung Schlafstörungen auftreten können. Die Schlafstörungen werden in sieben verschiedene Kategorien unterteilt, einige der markantesten werden im Folgenden beschrieben.

INSOMNIA ODER SCHLAFLOSIGKEIT

Insomnia ist die am häufigsten auftretende Schlafstörung. Schlaflosigkeit ist vielfach Teil oder Symptom anderer Störungen, kann aber auch selbstständig auftreten: Wir sprechen dann von einer primären Insomnia.

Von der Diagnose Schlaflosigkeit kann erst dann gesprochen werden, wenn jemand mindestens einen Monat lang mindestens dreimal wöchentlich schlecht schläft. Außerdem muss diese Schlaflosigkeit tagsüber negative Folgen nach sich ziehen, etwa Müdigkeit oder Probleme auf der sozialen, persönlichen oder beruflichen Ebene. Dass man schlecht schläft, ist übrigens ein subjektives Phänomen, denn auch wer in der Nacht durchschnittlich mehr als sieben Stunden schläft, ohne sich ausgeruht zu fühlen, kann diese Diagnose erhalten. Um den Kriterien der Diagnose einer primären Insomnia zu entsprechen, darf die Schlaflosigkeit nicht im Rahmen anderer Beschwerden wie psychischer oder physischer Erkrankungen oder infolge einer anderen Schlafstörung, wie Narkolepsie oder Apnoe auftreten. Außerdem kann die Diagnose nicht gestellt werden, wenn man aufgrund von Umweltfaktoren wie Geräuschen schlecht schläft oder aus eigenem Antrieb kürzer schläft, etwa bei wechselnden Tag- und Nachtdiensten. Zudem muss die Schlaflosigkeit auftreten, obwohl die Voraussetzungen für einen normalen Schlaf, etwa genügend Zeit und Bequemlichkeit, erfüllt sind.

Es kann vorkommen, dass primäre Schlaflosigkeit zunächst als Schlaflosigkeit im Rahmen einer anderen Störung auftritt oder von Umweltfaktoren oder einem traumatischen Erlebnis, z. B. einem Einbruch, verursacht wird und dann nicht mehr verschwindet. Der Schlaflosigkeit ist das ganze nächste Kapitel gewidmet, in dem ich Tipps gebe, wie man sie bekämpfen kann.

SCHLAFBEDINGTE ATEMSTÖRUNGEN

Jeder schnarcht hin und wieder. Vor allem wenn man etwas getrunken hat und auf dem Rücken einschläft. Schnarchen entsteht dadurch, dass sich der Rachen zum Teil verschließt und der Atem sich deshalb stoßweise durch die Kehle pressen muss. In manchen Fällen ist dieser Verschluss vollständig, sodass die Atmung vorübergehend stoppt. Einige wenige Atemstopps pro Nacht sind normal, auch bei gesunden Schläfern, aber wenn es pro Stunde mehr als fünf werden, gibt es Grund zur Sorge: In manchen Fällen steigt die Frequenz auf fünfzehn oder mehr pro Stunde an. Wenn die Atemnot dann zunimmt, kommt es oft zu einem gierigen Luftschnappen, um den Luftweg zu öffnen; das ist manchmal so heftig, dass der Schlafende davon selbst erschrickt und aufwacht.

Apnoen, wie die Atemstopps genannt werden, können auftreten, weil sich die Luftwege verschließen, sie können sich gelegentlich aber auch ergeben, weil die Atmung im Tiefschlaf unterdrückt wird. Apnoen stellen eine ernsthafte Erkrankung dar, nicht nur weil sie den Schlaf stören, sondern vor allem auch weil die Atemstopps die Sauerstoffaufnahme des Bluts verringern. Da das Gehirn direkt vom Blutsauerstoff abhängig ist, kann das Auftreten von Apnoen langfristig mitunter zu einer Schädigung des Gehirns und anderer Organe führen.

Beim Verdacht auf Atemstörungen im Schlaf sollte man unbedingt den Arzt aufsuchen, da sie durch eine ganze Reihe von verschiedenen Ursachen und Erkrankungen hervorgerufen werden können. Die Behandlung kann unterschiedlich aussehen, sie kann aus Ratschlägen zur Lebensweise – z. B. dem Abbau von Übergewicht – bestehen, aber auch aus Hilfsmitteln wie einer Beißschiene oder aus Lagerungsveränderungen während des Schlafens (ein Tennisball im Hosenbund des Pyjamas kann dafür sorgen, dass man sich im Schlaf nicht auf den Rücken dreht, was die Wahrscheinlichkeit von Atemstopps verringert). In gravierenden Fällen lassen sich Atemstörungen auch durch das Tragen einer Atemmaske bekämpfen, die durch einen Schlauch mit einem Apparat neben dem Bett verbunden ist. Dieser Apparat presst unter Druck feuchte Luft in die Atemwege. Auch chirurgische Eingriffe sind möglich, um die Rachenhöhle zu erweitern.

HYPERSOMNIE ODER EXZESSIVE SCHLÄFRIGKEIT

Meistens ist extreme Schläfrigkeit am Tage die Folge einer anderen Schlafstörung, durch die man gerade nachts zu wenig schläft, oder auch eine Folge von Schlafmangel aufgrund von Arbeitsbelastung, Stress oder sozialen Gründen. Davon abgesehen gibt es Krankheitsbilder, die für sich genommen mit zu viel Schlaf verbunden sind. Das bekannteste ist die Narkolepsie, eine Erkrankung, die tagsüber mit großer Schläfrigkeit oder mit Schlafanfällen einhergeht. Meist handelt es sich um kurze Schlafepisoden, die vor allem im Ruhezustand oder beim Fehlen von Reizen auftreten. Darüber hinaus kann die Krankheit in einigen (aber nicht in allen) Fällen von Kataplexie geprägt sein, das heißt von Anfällen von Muskelerschlaffung bei vollem Bewusstsein.

Solche Anfälle von Kataplexie können den ganzen Körper erfassen, manchmal aber auch nur die Nackenmuskeln, das Gesicht und die Knie. Sie werden oft von positiven Emotionen wie Lachen, manchmal aber auch von einem Orgasmus oder einem plötzlichen Erschrecken ausgelöst. Die Anfälle von Muskelerschlaffung dauern meistens nur wenige Sekunden bis einige Minuten und sind nicht schädlich. Kataplexie lässt sich im Sprechzimmer oder bei einer Schlafuntersuchung nur schwer feststellen, denn unter diesen Bedingungen empfinden die Betroffenen oft eine leichte Anspannung, die nicht gerade dazu beiträgt, einmal herzhaft über einen Witz zu lachen.

Im Schlaflabor in Amsterdam hatten wir eine Zeit lang einen jungen Wissenschaftler, der zu Narkolepsie forschte. Er besaß eine außergewöhnliche Gabe: Er war so fröhlich und witzig, dass er die Teilnehmenden an seiner Studie mühelos dazu brachte, sich zu entspannen. Wenn er dann in passender Weise, aber doch leicht unpassende Witze erzählte – zum Beispiel über das Rektalthermometer, das die Teilnehmenden mit nach Hause bekamen, um ihre Körpertemperatur zu messen – oder sich andere überraschende Bemerkungen herausnahm, konnte es vorkommen, dass die Teilnehmenden auf der Stelle eine, im Übrigen harmlose, kataleptische Episode hatten. Es ist schon passiert, dass eine Teilnehmerin zu Boden fiel und dort einige Sekunden bei vollem Bewusstsein liegen blieb, bevor sie wieder die Kontrolle über ihre Gliedmaßen zurückerlangte. Wir nannten ihn »unsere Geheimwaffe«.

Ein anderes Phänomen, das für viele, aber wiederum nicht für alle Fälle charakteristisch ist, ist eine Schlaflähmung, die meistens beim Aufwachen eintritt. Die Muskelerschlaffung, die sich normalerweise während des REM-Schlafs einstellt, hält dann noch eine Weile an, obwohl die betreffende Person schon wach ist. Beim Einschlafen können oft Halluzinationen auftreten, die visuelle, auditive und taktile Erfahrungen kombinieren. Auch nächtliche Schlafprobleme kommen vor; Narkolepsie ist nämlich auch eine Störung, bei der tagsüber zu viel und nachts zu wenig geschlafen wird. Offenbar liegt die Ursache in einem Mangel des Botenstoffs Hypocretin (auch Orexin genannt) im Gehirn, der wahrscheinlich auf die Schädigung einer bestimmten Gruppe von Gehirnzellen im Hypothalamus zurückzuführen ist. Die Ursache für die Degeneration dieser Zellgruppe ist noch nicht bekannt.

Die Diagnose muss ein Arzt stellen und die Behandlung | kann aus Ratschlägen zur Lebensweise oder einer Medikation bestehen. Manchmal dient diese Medikation dazu, tagsüber wach zu bleiben, es kann sich aber auch um ein Schlafmittel für einen besseren Nachtschlaf handeln, wodurch sich die Schläfrigkeit am Tage oft verringert.

Neben Narkolepsie gibt es auch andere Störungen, die wesentlich durch zu viel Schlaf am Tag geprägt sind; sie sind selten, wenngleich mitunter spektakulär. So leidet beispielsweise nur einer von einer Million Menschen unter dem Kleine-Levin-Syndrom; dennoch wird ihm in den Medien große Aufmerksamkeit gewidmet, da es eine extreme Form von Schläfrigkeit bewirkt, bei der die Betroffenen täglich zwischen zwölf und vierundzwanzig Stunden schlafen. Der Beiname »Dornröschen-Syndrom« ist eine schlechte Beschreibung, denn es handelt sich um eine sehr unangenehme und äußerst verstörende Erkrankung. In den meisten Fällen treten die Episoden häufiger auf und dauern Wochen bis Monate an, dazwischen liegen anfallsfreie Phasen, die mehrere Monate währen können.

Neben der Schläfrigkeit können auch andere Symptome wie Depressionen, übermäßiger Appetit und Hypersexualität auftreten. Der Wechsel zwischen Schläfrigkeit und anfallsfreien Episoden kann Jahre bis Jahrzehnte dauern. Die Ursache ist unbekannt, obgleich die Kombination der Symptome für eine Störung im Bereich des Hypothalamus spricht, eine kleine, aber wesentliche Hirnregion, in der Schlaf, Appetit und Sexualität von nahe beieinanderliegenden Zellgruppen reguliert werden. Man nimmt an, dass die Störung auf eine Infektion oder eine Abwehrreaktion des eigenen Körpers zurückgeht.

ZIRKADIANE RHYTHMUSSTÖRUNGEN

Der biologische Rhythmus, der in Kapitel 9 erläutert wird, sorgt meistens dafür, dass sich der Schlaf gut an den Wechsel von Tag und Nacht anpasst. Mitunter kann der Schlaf jedoch auch aus dem Takt geraten; dann sprechen wir von einer zirkadianen Rhythmusstörung. Manchmal ist die Ursache dafür eindeutig, wie im Fall von Schichtdienst, Nachtdienst oder Jetlag. In anderen Fällen scheint es sich eher um ein intrinsisches Problem zu handeln; der Rhythmus kann sich verzögern, sodass ein sogenanntes »verzögertes Schlafphasensyndrom« vorliegt, oder sich nach vorne in Richtung eines vorverlagerten Schlafphasensyndroms verschieben.

Wie bereits erwähnt, unterscheiden sich Menschen hinsichtlich ihres sogenannten Chronotyps: Es gibt extreme Morgenmenschen, Abendmenschen sowie alle möglichen Varianten dazwischen. In der Mehrzahl sind diese Varianten nicht pathologisch, der Rhythmus passt sich an den Tag-Nacht-Zyklus und die Arbeitszeiten des alltäglichen Lebens an. In einigen Fällen entgleist der Rhythmus jedoch und verschiebt sich aufgrund des eigenen Chronotyps. Der Grund dafür kann in der Familie liegen, da der Chronotyp auch von genetischen Faktoren geprägt wird. Auch das Lebensalter spielt eine Rolle, da sich der Chronotyp im Laufe des Lebens verändert (siehe Kapitel 9).

Das verzögerte Schlafphasensyndrom kommt am häufigsten vor, da der Zyklus der biologischen Uhr bei den meisten

Menschen etwas länger als vierundzwanzig Stunden dauert. Ohne adäquate Nachjustierung kann das die üblichen Schlafenszeiten aus dem Tritt bringen. Über signifikante Beispiele wird regelmäßig in den Nachrichten berichtet, beispielsweise eingefleischte Online-Gamer, die nächtelang durchspielen. Ich selbst kenne das verzögerte Schlafphasen-Syndrom übrigens nur allzu gut; ein Großteil dieses Buches ist nach Mitternacht geschrieben worden.

Außer den »verschobenen« Schläfern gibt es auch Menschen, deren Schlaf kein klares 24-Stunden-Muster aufweist. Das kann darauf zurückzuführen sein, dass ihre biologische Uhr nicht gut auf den Wechsel zwischen Hell und Dunkel reagiert, sondern ihrem eigenen Rhythmus folgt. Wie gesagt haben die meisten Menschen eine biologische Uhr, deren Zyklus etwas mehr als vierundzwanzig Stunden beträgt. Experimente mit Menschen, die lange Zeit in Höhlen lebten, ohne Kenntnis von den äußeren Lichtverhältnissen zu haben, belegen, dass der Schlaf unter diesen Bedingungen einem eigenen Rhythmus zu folgen beginnt und sich nicht mehr an den üblichen Wechsel hält. So entstehen dann Tage von mehr als vierundzwanzig Stunden. Der Höhlenbewohner bzw. Teilnehmer an dem Experiment ist dann auch immer überrascht, wenn er nach dem Aufwachen »freigelassen« wird und merkt, dass es nicht frühmorgens, sondern beispielsweise neun Uhr abends ist.

Auch bei blinden Menschen, die an einer Augenerkrankung oder einer Beschädigung der Netzhaut leiden, kann dieses Phänomen auftreten, da der Hirnkern, der die biologische Uhr reguliert, auf direkte Informationen von der Netzhaut angewiesen ist. Bei Menschen, die aus anderen Gründen blind sind, etwa aufgrund einer Schädigung der Hirnrinde, tritt dieses Problem nicht auf. In ihrem Fall erhalten die Hirnregionen, welche die biologische Uhr auf der Basis von Licht regulieren, durchaus entsprechende Informationen über den Wechsel von Tag und Nacht, da nur die für die bewusste visuelle Wahrnehmung zuständigen Regionen geschädigt sind. Die Regulierung des Tag-Nacht-Rhythmus durch Licht ist im Gehirn vom Sehen unabhängig.

Zu guter Letzt kann der Rhythmus zersplittert sein, was ein unregelmäßiges Schlafmuster nach sich zieht. Auch das kann selbstverschuldet sein, wie beispielsweise bei Seglern, die allein die Welt umsegeln und bei der Überquerung der großen Ozeane alle zwanzig Minuten Ausschau halten wollen, ob kein anderes Schiff auf Kollisionskurs liegt.

Die Behandlung zirkadianer Rhythmusstörungen besteht meistens in einer Verhaltensanpassung. Man kann auch Melatonin verabreichen, um die Körperrhythmen in den Griff zu bekommen. Bei Menschen mit einem stark nach vorn oder nach hinten verschobenen Rhythmus kann es manchmal ratsam sein, die Verschiebung so lange fortschreiten zu lassen, bis ihr Rhythmus wieder mit dem tatsächlichen Tag-Nacht-Wechsel ihrer Umgebung zusammenfällt, und erst von da an zu versuchen, ihn zu synchronisieren.

PARASOMNIEN ODER SCHLAFBEDINGTE PHÄNOMENE

Das Schlafwandeln, von dem ich oben einige markante Fälle beschrieben habe, ist ein Beispiel für eine Parasomnie (wörtlich etwa »im Schlaf auftretend«). Darunter fallen auch einige andere Störungen, manche von ihnen sind noch schrulliger als das Aufstehen und Herumlaufen im Schlaf. Parasomnien kommen häufig vor, ungefähr bei zehn Prozent der Bevölkerung. Man unterteilt sie nach den Schlafphasen, in denen sie auftreten. Ein bekanntes Phänomen, bei dem es zu kleinen oder größeren ruckartigen Stößen und plötzlichen Muskelzuckungen kommt, tritt beim Einschlafen auf. Verbreitet ist auch das Gefühl, beim Einschlafen zu fallen, wodurch sich die Muskeln oft reflexartig heftig zusammenziehen. Dieses Gefühl lässt sich gut erklären, denn die einzelnen Teile des Gehirns schlafen nicht alle genau zur selben Zeit ein. Wenn die Muskelspannung plötzlich erschlafft, die Regionen, die das Körpergefühl registrieren, aber noch aktiv sind, kann man das Gefühl haben zu fallen: In einem solchen Zustand würde sich der Körper ja auch gewichtslos fühlen. Dieses Phänomen gehört eigentlich nicht auf die Liste der Schlafstörungen, da fast jeder in seinem Leben schon einmal Einschlafzuckungen erlebt hat.

Die Störung mit dem ominösen Namen »Exploding Head Syndrome« kommt ebenfalls in dieser Phase vor: Es ist die Empfindung eines plötzlichen lauten Knalls oder Schlags, wobei man den Eindruck hat, er wäre im Kopf entstanden. Das kann den Betroffenen so real erscheinen, dass sie ihren Bettpartner fragen, ob er oder sie den Krach auch gehört hat. Oder sie glauben, wenn sie ihn in ihrem Kopf gespürt haben, eine Hirnblutung zu erleiden. Auch hierbei handelt es sich gewöhnlich um ein harmloses Phänomen.

Störungen, die im Non-REM-Schlaf, besonders im Tiefschlaf vorkommen, sind neben dem Schlafwandeln damit verbundene Phänomene wie Sprechen im Schlaf, verwirrtes Aufwachen oder Essen im Schlaf. Das Außergewöhnliche und Überraschende an diesen Störungen ist der Umstand, dass die Betroffenen wirklich schlafen, während sie diese Handlungen ausführen.

Es ist schwer zu glauben, dass jemand seine Frau ermordet, während er schläft. Doch in den seltenen Schlaflabormessungen, die bei Schlafwandlern durchgeführt worden sind, zeigte das EEG tatsächlich die charakteristischen Merkmale von Schlaf. Man geht davon aus, dass Schlaf in diesen Fällen kein gleichmäßig über das Gehirn verteilter Prozess ist, sondern dass manche Regionen schlafen, während andere wach sind. Diese Störungen kommen bei Kindern häufiger vor und sollten mit der Zeit eigentlich verschwinden. Allerdings tragen Menschen mit einer Vorgeschichte dieser Störungen ein höheres Risiko, dass diese auch im Erwachsenenalter weiterbestehen.

Nächtliche Angstattacken (*pavor nocturnus,* »night terror«) können ein schlimmes Leiden sein, denn sie verursachen, wie der Name schon sagt, einen Zustand großer Angst und ... Panik mitten im Schlaf. Damit gut umzugehen, ist alles andere als leicht, da die Angst bei den Patienten eine Kampf- oder Fluchtreaktion auslöst.

Auf großes mediales Interesse stößt die seltene Störung Sexomnia, bei der es zu sexuellen Handlungen oder Äußerungen kommt, an die sich die Patienten im Nachhinein nicht mehr erinnern können. Unter juristischem Gesichtspunkt ist diese

Erkrankung heikel, weil es ebenso wie beim scheinbar zielgerichteten Handeln von Schlafwandlern manchmal kaum zu glauben ist, dass es sich um ein unbewusstes, schlafbedingtes Phänomen handelt. Es lässt sich nicht ausschließen, dass die Diagnose zuweilen zu Unrecht angeführt wird, hier ist eine diagnostische Schlafuntersuchung erforderlich.

Im REM-Schlaf können Albträume auftreten, die, wenn sie längere Zeit anhalten, ebenfalls als Störung gelten. Die Schlaflähmung, die auch im Rahmen einer Narkolepsie eintreten kann (siehe Box 6 in Kapitel 6 »Macht Schlafen kreativ?«), ist Ausdruck einer Muskellähmung, die im REM-Schlaf auftritt und manchmal bis nach dem Aufwachen bestehen bleibt. Die bedeutsamste Störung in dieser Schlafphase ist die *REM Sleep Behavior Disorder* (RBD), die ausführlich im Kapitel über Träume zur Sprache kommt. Kurzgefasst geht es dabei um Bewegungen, die anscheinend im Einklang mit den Träumen des Patienten stehen. Dabei kann es sich um zielgerichtete, aber auch ziellos um sich schlagende, abwehrende Bewegungen handeln. Wenn RBD auftritt und nicht mit einer Medikamenteneinnahme oder einer psychiatrischen, einer neurologischen oder einer anderen Schlafstörung in Zusammenhang zu stehen scheint, kann sie Vorbote einer Hirnkrankheit sein, die möglicherweise erst Jahre, manchmal sogar Jahrzehnte später zum

Ausbruch kommt. Oft handelt es sich um die Parkinsonkrankheit oder eine damit zusammenhängende Erkrankung.

Die Handlungen, die sich bei RBD beobachten lassen, nähren die Vermutung, dass Träume tatsächlich wie eine Art »Spielfilm« vor dem inneren Auge des Schlafenden ablaufen. Doch das Warum dieser Träume erklären sie nicht, noch warum auffallend viele dieser Träume solch emotionale oder offensichtlich beängstigende Inhalte haben, die dermaßen aggressive und abwehrende Bewegungen auslösen.

SCHLAFBEDINGTE BEWEGUNGSSTÖRUNGEN

Zu den schlafbedingten Bewegungsstörungen zählen einfache repetitive Bewegungen im Schlaf, die nicht mit den komplexeren Handlungen zu vergleichen sind, die beim Schlafwandeln oder bei RBD auftreten. Dabei kann es sich zum Beispiel um Zähneknirschen oder ziellose rhythmische Bewegungen handeln.

Bei Kindern bis ungefähr vier Jahren ist des Öfteren ein Kopfrollen zu beobachten. Das ist kein Grund zur Sorge, mit einem aufrecht gestellten Kissen direkt am Bettrand lässt sich vermeiden, dass sie sich den Kopf stoßen. Wenn es in höherem Alter auftritt, ist es meistens mit einer Hirnerkrankung oder einer mentalen Retardierung verbunden.

Das Zähneknirschen, das Aufeinderreiben oder -pressen von Zähnen, ist stark verbreitet, schätzungsweise bei acht Prozent der erwachsenen Bevölkerung. Die Ursache dafür ist unklar, aber es wird offenbar durch Stress ausgelöst oder verstärkt, und es hat unter anderem auch eine erbliche Komponente. Einige Arten von Medikamenten wirken anscheinend verstärkend und auch Rauchen und Kaffee wird damit in Zusammenhang gebracht. Neben dem Geräusch, das es verursacht, führt es auch zu einer Abnutzung der Zähne und zu Schmerzen in Kiefergelenken und Kiefermuskeln.

Was ebenfalls häufig vorkommt, sind »unruhige Beine« *(restless legs)*. Sie gehen mit einem unangenehmen juckenden, kribbeligen Gefühl in den Beinen und manchmal auch in den Armen einher, das bei Bewegung verschwindet. Die Beschwerden nehmen tagsüber einen deutlichen Verlauf, sie nehmen zum Abend hin zu. Da Stillsitzen oder Stillliegen die Beschwerden verschlimmert, verspüren die Betroffenen eine Neigung, sich zu bewegen, was das Einschlafen und manchmal auch das Durchschlafen behindert. Bei manchen Patienten mit unruhigen Beinen treten die Bewegungen während des Schlafs periodisch, in einem durchschnittlich zwanzigsekündlichen Rhythmus auf. Unruhige Beine sind ein auffälliges Phänomen, dem man gelegentlich begegnet, wenn man im Flugzeug oder Bus neben einem schlafenden Reisenden sitzt und spürt, dass er einem in gewissen Abständen immer wieder gegen das Bein tritt. Auch der Bettpartner kennt diese nächtlichen Bewegungen oftmals nur allzu gut. Diese periodischen Bewegungen kommen mitunter auch selbstständig zustande, ohne Teil des Restless-Legs-Syndroms zu sein und hindern die Betroffenen dann in der Regel nicht am Schlafen.

DER GESTÖRTE SCHLAF UND DIE GESELLSCHAFT: RECHTSPRECHUNG UND WOHLBEFINDEN

Die Vielzahl an Schlafstörungen spiegelt die Vielzahl von Prozessen wider, die dem Schlaf zugrunde liegen oder damit verbunden sind, beispielsweise die Muskelerschlaffung. Dem Schlafforscher ermöglichen bestimmte Störungen einzigartige Einblicke in die Schlafregulierung durch das Gehirn oder in die Progression eines Krankheitsbildes, das mit einer Schlafstörung verbunden ist. Wissenschaftlern, die an der Erforschung des Bewusstseins interessiert sind, geben einige Schlafstörungen Anlass zu anspruchsvollen Überlegungen. Sollten wir die Handlungen, die im Tiefschlaf während des Schlafwandelns ausgeführt werden, als bewusstes oder unbewusstes Tun begreifen? Ist der Umstand, dass im Nachhinein keine Erinnerungen an das Handeln vorhanden sind, ein Zeichen dafür, dass ihm keine bewussten Prozesse zugrunde lagen?

Die Ansichten dazu haben – beispielsweise in Fällen von »homizidalem Somnambulismus« und Sexsomnia – unmittelbare Auswirkungen auf die Rechtsprechung. Nach westlichem Recht kann eine Parasomnie, wie das Schlafwandeln oder die Sexsomnia, zur Entlastung wegen Unzurechnungsfähigkeit angeführt werden. Diese muss von einem Experten, einem Verhaltens- oder Schlafforscher, festgestellt werden. Zu einer solchen Untersuchung gehören eine psychologische Untersuchung und eine Schlafuntersuchung. Es muss nachgewiesen werden, dass der Schlaf des Verdächtigen Merkmale von Schlafwandeln oder damit zusammenhängenden Schlafstörungen aufweist, dass er beispielsweise in Tiefschlafphasen ungewöhnlich häufig aufwacht. Auf der Grundlage früherer Fälle hat man Empfehlungen formuliert, welchen Bedingungen solche Untersuchungen entsprechen müssen. So sollen Schlafuntersuchungen etwa über einen Mindestzeitraum von drei Nächten und mit Videoaufzeichnung durchgeführt werden. Die persönliche und familiäre Vorgeschichte von Schlafstörungen muss ebenso in Augenschein genommen werden wie die Einnahme von Medikamenten oder anderen Mitteln, die Schlafstörungen möglicherweise verstärken können.

Auch wenn die Voraussetzungen für Schlafwandeln gegeben sind, kann ein Verdächtiger dennoch zu Freiheitsentzug verurteilt werden, beispielsweise bei Wiederholungsgefahr. Im Fall von Kenneth Park wurde es als plausibel erachtet, dass er schlafwandelte, er wurde freigesprochen. In einem ähnlichen Fall, bei dem in den USA ein Mann seine Frau mit vierundvierzig Messerstichen ums Leben brachte und sie im Garten im Schwimmbecken zurückließ, schloss sich das Gericht der Argumentation der Verteidigung nicht an.[28] Obwohl hier ähnliche Argumente angeführt worden waren – etwa eine persönliche Vorgeschichte als Schlafwandler, Stress zur Zeit des Vorfalls und das Fehlen eines Motivs oder Anlasses –, gelangte das Gericht zur Auffassung, dass die Handlungen zu komplex gewesen seien, um glaubhaft infolge von Schlafwandeln begangen worden zu sein. Nachdem der Angeklagte seine Frau erstochen hatte, hatte er sich umgezogen, die Stichwaffe in einer Plastikschachtel versteckt und in die Garage gelegt. Er hatte auch die Verletzungen, die er sich zugezogen hatte, versorgt und ein Pflaster auf seine Hand geklebt. Danach war er wieder zu der Stelle, an der seine Frau lag, zurückgegangen, hatte Handschuhe angezogen und seine Frau unter Wasser gedrückt. Es ist offensichtlich, dass sowohl die Beweisführung als auch die Verteidigung in Fällen wie diesem schwierig sind. Die Rechtsprechung wird sich stark auf die Sachverständigen, die wissenschaftliche Forschung und hoffentlich zunehmende Erkenntnisse auf dem Gebiet des Schlafs stützen müssen.

Schlafstörungen stellen in ihrer Gesamtheit eine unterschätzte Problemquelle dar; die Vielzahl von Unfällen, die am Arbeitsplatz, unterwegs oder zu Hause, mit Haushaltsgeräten oder schwerem Gerät, verursacht werden, stehen in einem großen, aber wenig erforschten Maße mit Schläfrigkeit oder Konzentrationsverlust in Zusammenhang, die auf Schlafstörungen zurückgehen. Man hat errechnet, dass acht Prozent der Menschen, die unter Insomnia leiden, einen Arbeitsunfall verursachen, hingegen nur ein Prozent der Menschen ohne diese Erkrankung. Auch der Arbeitsausfall ist bei Menschen mit Insomnia doppelt so hoch. Die Krankheitskosten von Menschen mit Schlaflosigkeit sind jährlich um Tausende Dollar oder Euro höher als bei Menschen, die nicht unter Schlaflosigkeit leiden.

Es ist offensichtlich, dass Schlafstörungen erkannt werden müssen, sie dürfen nicht ignoriert werden; wenn nötig, muss für eine gründliche Schlafuntersuchung und mögliche Behandlung medizinische Hilfe in Anspruch genommen werden. Man kann aber auch selbst viel gegen Schlafstörungen unternehmen, vor allem wenn es sich um Schlaflosigkeit oder Rhythmusstörungen handelt. Es ist längst nicht immer nötig, Medikamente einzunehmen; auch verhaltensorientierte Interventionen oder eine Lichttherapie können sehr gut helfen; eine Übersicht dazu finden Sie im nächsten Kapitel.

Unabhängig von ökonomischen und monetären Erwägungen ist Schlaf natürlich vor allem ein wichtiger Faktor für unser Wohlbefinden und unsere Lebensqualität. Ein sorgsamer Umgang mit dem eigenen Schlaf kann viel bewirken. Und Schlaf ist gratis.

8. Die Welt eines ungestörten Schlafes

Für viele Menschen ist Schlaf eine herrliche Entspannung, eine Belohnung für den langen Tag. Doch ein nicht unwesentlicher Teil der Menschheit kämpft mit dem Schlaf. Den letzten Schätzungen nach lag die Häufigkeit der Störung Insomnia (Schlaflosigkeit) weltweit bei zehn Prozent. Wenn wir alle gelegentlich auftretenden Schlafbeschwerden, alle Schlafbeschwerden als Begleiterscheinungen anderer Erkrankungen und die wichtigste Auswirkung, Müdigkeit am Tag, mitzählen, liegt die Quote bei etwa dreißig Prozent. Damit ist Schlaflosigkeit womöglich das *weltweit am häufigsten auftretende Leiden*. Die Kombination aus schlechtem Schlaf und Müdigkeit am Tag hat enorme Folgen für die Wirtschaft, das persönliche Wohlbefinden, die Verkehrssicherheit und die körperliche und mentale Gesundheit, um nur einige Beispiele zu nennen.

Schlafmittel gehören weltweit zu den meistgebrauchten und meistmissbrauchten Medikamenten, ein Zeichen dafür, wie weit verbreitet das Problem ist. Schlafmittel können bei gelegentlichem Einsatz sehr nützlich sein, aber es ist nicht empfehlenswert, sie dauerhaft einzunehmen. Sie können abhängig machen, ihre Wirkung verringert sich bei lang anhaltendem Gebrauch, und die komplexe Struktur des Schlafes, der Stadien und Zyklen durchläuft, wird von dem künstlich herbeigeführten Schlaf gestört. Außerdem können viele Schlafmittel Nebenwirkungen hervorrufen und es kann zu unangenehmen Wechselwirkungen mit anderen Medikamenten kommen. Viele Menschen mit Schlafproblemen haben eine Abneigung gegen die Einnahme von Medikamenten, vor allem wenn sie schon aus anderen Gründen Medikamente nehmen.

Zum Glück gibt es Methoden, um den Schlaf auf natürlichem Wege zu verbessern. Tipps dazu sind zurzeit allerorten zu finden; mit den richtigen Informationen kann man eine

Schlaftherapie selbst durchführen. Auf der Webseite des *Nederlands Slaapregister*, des Niederländischen Schlafregisters des berühmtesten niederländischen Schlafforschers Professor Eus van Someren vom Nederlands Herseninstituut, dem Niederländischen Hirninstitut, finden Sie eine große Anzahl nützlicher Tipps und Links zu Webseiten mit weiteren Informationen.[29]

Natürlich haben Schlafmittel durchaus eine Funktion: Es kann guttun, eine Phase schlechten Schlafs einmal für eine Nacht zu durchbrechen, in der man mithilfe einer Schlaftablette gut schläft. Es gibt viele Arten von Schlafmitteln, doch eines ist ihnen allen gemeinsam: Sie fördern anscheinend den Tiefschlaf, die von langsamen Hirnwellen geprägte Phase. Dieser Schlaf ist sehr bedeutsam, weil viele körperliche Prozesse, bei denen Schlaf eine Rolle spielt, wie auch die zuvor schon erläuterte Verarbeitung von Erinnerungen vom Tiefschlaf abhängig zu sein scheinen. Allerdings führen Schlafmittel nicht zu einem in jeder Hinsicht normalen Schlaf: Der REM-Schlaf kommt nur mühsam zustande, außerdem wird der Wechsel von Schlafstadien in 4 bis 5 Zyklen gestört; nach der Einnahme eines Schlafmittels scheint der Tiefschlaf länger anzuhalten. Ob das schädlich ist, wissen wir nicht. Die Vermutung liegt nahe, dass der Wechsel der Stadien in mehreren Zyklen eine Funktion hat, aber dafür haben wir noch kaum Belege.

Was ist das Geheimnis? Wie machen Menschen das? Wie kriegt man es hin, nach einem anstrengenden Tag voller Erlebnisse und Eindrücke »den Schalter umzulegen«? Was sind die Vorbedingungen für einen ungestörten, erquickenden Schlaf? Es scheint einfach zu sein, doch Menschen, die unter Schlaflosigkeit leiden, werden bestätigen, dass man hundemüde sein kann und es einem dennoch nicht gelingt einzuschlafen. Müdigkeit ist offenbar nicht dasselbe wie Schläfrigkeit; die Kunst besteht darin, beides dennoch Hand in Hand gehen zu lassen. Es gibt Studien über besondere Völker, die unter freiem Himmel schlafen. Da sie sich am natürlichen Wechsel von Licht und

Dunkel orientieren, haben sie für ihr Schlafmuster feste Zeiten. Auffällig ist, dass bei diesen Völkern anscheinend weniger Schlafstörungen auftreten und die Zeit des Aufwachens von Tag zu Tag konstant bleibt, ohne dass sie dafür einen Wecker bräuchten.

Auch Laboruntersuchungen können einen Beitrag zum Wissen über Schlaf leisten: So wissen wir dank des Fachgebiets, das sich mit der Temperaturregulierung des Körpers befasst, dass die Hauttemperatur den Schlaf stark beeinflusst. Warme Haut ist für das Gehirn eines Tieres, aber auch für das eines Menschen ein Signal zum Einschlafen. Eine spezielle Region im Gehirn überwacht die Hauttemperatur und übermittelt ein Signal an das Schlafzentrum des Gehirns. Aus solchen Beobachtungen und Laboruntersuchungen lassen sich also Tipps herausfiltern, mit denen Schlaf gefördert und ein regelmäßigerer Schlaf erreicht werden kann. Einige der Voraussetzungen, um Müdigkeit in Schläfrigkeit zu verwandeln, leuchten intuitiv ein, doch es gibt auch einige möglicherweise überraschende Tipps, die praktikabel sein können:

Komfort. Das Bett muss einladend sein. Das klingt logisch, und doch wird nicht jeder mit der Härte seiner Matratze, der »Kuscheligkeit« seines Kissens oder mit seiner Bettdecke zufrieden sein. Beim Zubettgehen sollte man von dem Gefühl überwältigt werden, dass es herrlich ist, dort zu liegen. Nach einer Theorie von Schlafprofessor Eus van Someren haben Menschen, die unter Schlaflosigkeit leiden, möglicherweise zu wenig Erfahrung mit Komfort: Während Menschen, die gut schlafen, ein weiches, warmes Bett in ein Gefühl von körperlichem Wohlbefinden und von Sorglosigkeit umsetzen, sind eine Reihe von Menschen mit Schlafstörungen nicht dazu imstande, diese »Übertragung« von physischen Bedingungen in eine Komforterfahrung zu leisten.

Halten Sie Ihren Schlaf »rein«. Mit Schlaf muss man sorgsam umgehen. Das bedeutet: Achten Sie auf Kaffee und Alkohol. Die Halbwertszeit von Koffein – also die Zeit, die erforderlich ist, um die Hälfte der Konzentration eines Stoffes aus dem Körper zu entfernen – beträgt durchschnittlich vier Stunden. Wenn Sie also um vier Uhr nachmittags eine Tasse Kaffee trinken, ist um Mitternacht noch ein Viertel der Koffeinmenge in Ihrem Körper. Wenn Sie auf Koffein empfindlich reagieren, kann das ausreichen, um Sie wach zu halten. Der Verweis auf einen Schlummertrunk dient oft als Vorwand, abends Alkohol zu trinken. Man schläft dann zwar schneller ein, doch wenn man einen empfindlichen Schlaf hat, kann das auch für Schlafunterbrechungen sorgen.

Ein anderer Aspekt der Reinhaltung des Schlafes betrifft Stress. Halten Sie daher das Schlafzimmer leer: Sie sollten damit nur assoziieren, dass Ihr Schlafzimmer das Zimmer ist, in dem Sie schlafen, nicht das Zimmer, in dem Sie fernsehen, streiten und arbeiten. Tun sie all das irgendwo anders.

Schlafen Sie lieber zu kurz als zu lang. Das entspricht weniger unserer Intuition: Ein oft gemachter Denkfehler besteht darin, wenn man nicht gut schläft, länger im Bett liegen zu bleiben. Doch das führt bloß zu Frustration, denn damit verlängert sich auch die Zeit, die man schlaflos im Bett verbringt. Viele Menschen finden es nicht unangenehm, kurz zu schlafen, sondern lange wach zu liegen. Bleiben Sie daher lieber nicht so lange im Bett liegen. Komprimieren Sie den Schlaf auf einen kürzeren Zeitraum, damit Sie zumindest in dieser Zeit durchschlafen.

Halten Sie einen festen Rhythmus ein. Das Leben wird dadurch vielleicht langweiliger, aber Ihrem Schlaf wird es guttun. Schlaf ist im Wesentlichen ein Verhalten, das von einem Rhythmus, dem Wechsel von Tag und Nacht, gesteuert wird. Erleichtern Sie es Ihrem Körper, diesem Rhythmus zu folgen, und sorgen

Sie dafür, dass Sie Tag für Tag zur selben Zeit zu Bett gehen. Ja, auch am Wochenende.

Um es Ihnen ein bisschen erträglicher zu machen, dürfen Sie ein klein wenig schummeln: Wenn es Ihnen nicht gelingt, abends eine feste Schlafenszeit einzuhalten, versuchen Sie, zumindest morgens immer zur gleichen Zeit aus dem Bett zu kommen. Damit behalten Sie den Rhythmus dennoch bei und können die Müdigkeit, die sich aufgrund des kleinen Schlafdefizits aufbaut, am folgenden Tag wieder nutzen, um zur rechten Zeit zu Bett zu gehen und einzuschlafen. Schummeln ist also erlaubt, und abends auszugehen ist möglich, aber Sie sollten akzeptieren, dass Sie dafür den Preis zu zahlen haben, wenn Sie am nächsten Morgen trotzdem beizeiten aufstehen.

Licht. Eigentlich beruht Schlaf auf einem Rhythmus: einem Rhythmus, der von der Drehung der Erde um ihre Achse und damit vom Wechsel zwischen Tag und Nacht bestimmt wird. Die Evolution hat dafür gesorgt, dass unser Körper daran angepasst ist: Er besitzt eine biologische Uhr, die einen Rhythmus von ungefähr 24 Stunden aufweist. Nicht genau 24 Stunden, aber nahe genug daran, um zu erlauben, dass die biologische Uhr jeden Tag nachjustiert werden kann. Sie können auch selbst dafür sorgen, dass Ihr 24-Stunden-Rhythmus aufrechterhalten wird, indem Sie sich, wie gesagt, beim Zubettgehen an feste Zeiten halten. Doch Licht ist der Faktor par excellence, der unsere Uhr täglich nachjustiert, im günstigsten Fall auf genau 24 Stunden.

Tageslicht ist dafür am besten geeignet: Es ist ziemlich intensiv, gratis und hält sich genau an den Rhythmus. Doch das ist nicht immer und überall einfach zu haben: Denken Sie nur an Gebiete jenseits des Polarkreises, wo es im Winter nicht Tag wird; oder an Menschen, die in ihren Bewegungsmöglichkeiten eingeschränkt sind und kaum vor die Tür kommen, sodass sie sich nicht mehr in erwünschtem Maße dem Tageslicht aussetzen können; oder an Verhältnisse wie Regen oder Frost, die uns nicht gerade dazu ermuntern, an die frische Luft zu gehen. In solchen Fällen kann man selbst mit einer starken Lampe für einen künstlichen Rhythmus sorgen, der auf die biologische Uhr einwirkt. Die Lampen, die bei jahreszeitlich bedingten Depressionen verwendet werden, sind dafür sehr gut geeignet. Wichtig dabei ist, dass die Augen helles Licht aufnehmen. Man muss nicht direkt in das Licht hineinschauen, aber es doch sehen können. Vor allem blaugrünes Licht scheint die biologische Uhr wirkungsvoll zu beeinflussen; spezielle Rezeptoren in der Netzhaut sind dafür empfänglich, nicht um etwas bewusst wahrzunehmen, sondern um auf den Rhythmus einzuwirken. Um die Ausschüttung des »Dunkelhormons« Melatonin zu unterdrücken, ist es wichtig, das Licht zur rechten Zeit einzusetzen. Die Zeiten unterscheiden sich je nach Schlafstörung: Wenn man unter Einschlafstörungen leidet, nach dem Einschlafen aber gut durchschläft, sollte man sich für eine Lichtbehandlung am Morgen entscheiden, am besten unmittelbar nach der (festen!) Aufstehzeit. Wenn man hingegen gut einschläft, aber zu früh aufwacht, ist einem mit einer Lichtbehandlung am Abend wahrscheinlich eher gedient. Die genauen Zeiten hängen vom persönlichen Schlafmuster und den individuellen Bedürfnissen sowie vom Typ der Schlafstörung ab. Es ist daher wichtig, die Zeiten gut zu wählen. Auch hier gilt: Wenn man die Lichtbehandlung jeden Tag zur selben Zeit durchführt, werden der 24-Stunden-Rhythmus und der Schlaf am besten stabilisiert.

Geht Schlaf durch den Magen? Dass die Ernährung den Schlaf möglicherweise beeinflusst, ist ein naheliegender Gedanke. Im Internet finden sich massenweise Tipps dazu: Bananen sollen gut für den Schlaf sein, weil sie Serotonin enthalten, das im Gehirn in Melatonin umgewandelt werden kann. Aus kontrollierten Studien gibt es einige wenige Belege dafür, dass japanische Kräuterextrakte (Kososan) den Schlaf verlängern können.[30] Die wissenschaftliche Forschung dazu, wie sich Ernährung auf den Schlaf und seine Verbesserung auswirkt, ist noch recht begrenzt; die Evidenz ist meistens anekdotisch, das heißt nur in Einzelfällen belegt.

Sex vor dem Schlafen? Es gibt viele einzeln belegte Hinweise dafür, dass Sex, und vor allem der Orgasmus, den Schlaf fördern. Schon in Kinseys bahnbrechendem Werk aus den Vierziger- und Fünfzigerjahren des vorigen Jahrhunderts wurde behauptet, dass Sex die Einschlafzeit verkürzt, besonders bei Männern. Bei Frauen waren die Auswirkungen nicht so eindeutig, sie reichten von Schläfrigkeit bis zu gesteigerter Wachheit.[31] Die Ursache für die zunehmende Schläfrigkeit läge, so nahm man an, darin, dass beim Orgasmus Hormone und Botenstoffmoleküle wie Prolaktin und Oxytocin freigesetzt werden, die zu einem Ruhezustand führen. Die wissenschaftliche Forschung zur Auswirkung von Sex auf Schlaf ist spärlich und scheint die anekdotischen Hinweise in nur geringem Maße zu bestätigen. In einem ziemlich komischen Experiment aus dem Jahr 1985 untersuchte man an fünf Männern und fünf Frauen, wie sie einschliefen, nachdem sie bestimmte Handlungen vollzogen hatten: nachdem sie bis zum Orgasmus masturbiert hatten, nachdem sie masturbiert hatten, ohne einen Orgasmus zu erreichen, und nachdem sie im Bett gelesen hatten.[32] Unter den drei Versuchsbedingungen konnten keine Unterschiede in der Einschlafzeit festgestellt werden.

Nun ist Masturbation nicht dasselbe wie Sex, und die Versuchsanordnung des Experiments, bei dem die Werte der Teilnehmenden in einem Schlaflabor gemessen wurden, kann das Ergebnis beeinflusst haben. Zudem merkten die Autoren der Studie trocken an, die Anwesenheit der Wissenschaftler, die nach Ablauf des Geschehens den Raum betraten, um den Teilnehmenden die Rektalsonde (ein Messinstrument, dass das Zusammenziehen des Anus nach einem Orgasmus misst) zu entfernen, sei für das Fördern eines normalen Schlafes womöglich nicht hilfreich gewesen.

Eine andere Studie, in der heterosexuelle Paare per Fragebogen befragt wurden, ob und wie schnell sie einschliefen, zeigte durchaus, dass Männer nach dem Sex schneller einschliefen als ohne Sex.[33] Für Frauen machte das keinen Unterschied. Bemerkenswert ist, dass sich ein Zusammenhang zwischen einer kurzen Einschlafzeit des Partners und der Unzufriedenheit mit der Beziehung und einem Mangel an Kontakt herstellen ließ; die Phase nach dem Sex und vor dem Einschlafen bietet schließlich wie keine andere die Möglichkeit zu Kommunikation und Nähe.

In der Forschung zu Schlafstörungen und Schlaflosigkeit wird Sex nicht als Möglichkeit genannt, das Einschlafen und Durchschlafen zu verbessern; vielleicht aus Zurückhaltung. Eine klare Anleitung oder Empfehlung kann nicht gut gegeben werden; wenn keine klare wissenschaftliche Evidenz vorliegt, muss dies, mit Augenmerk auf die Beziehungsaspekte von Sex, noch erforscht werden. Sex zur Bekämpfung von Schlaflosigkeit zu praktizieren, hört sich zudem nicht besonders romantisch an.

Grübeln Sie nicht! Zugegeben, dass ist leichter gesagt als getan. Doch man kann mehr tun, als man denkt. Man kann versuchen, mit sich selbst zu verabreden, sich mit allem, was einen stört und ärgert, tagsüber auseinanderzusetzen. Abends kann man dann zu sich selbst sagen: »Morgen Mittag darf ich wieder grübeln, aber jetzt wird erst einmal genüsslich geschlafen.«

Wärmehaushalt. Die Körpertemperatur ist eines der stärksten Signale, die der Körper zum Einschlafen aussenden kann. Das Gehirn überwacht die Hauttemperatur und übersetzt warme Haut in den Anreiz einzuschlafen. Umgekehrt ist kalte Haut ein Signal nicht einzuschlafen: Kalte Füße sind dafür berüchtigt.

Warme Haut lässt sich auf unterschiedliche Weise erreichen: Man kann die Haut passiv erwärmen, etwa durch die Ausstrahlung der warmen Glut eines offenen Kamins oder indem man sie mit Kleidung und Socken warm hält.

Man kann die Haut aber auch aktiv aufwärmen, indem man den Körper selbst dafür sorgen lässt. Das ist je nach Belieben auf unterschiedliche Weise möglich: durch körperliche Bewegung, durch Aufwärmen und Abkühlen. Körperliche Bewegung sorgt für eine Erhöhung der Kerntemperatur, vor allem in den Muskeln. Treiben Sie tüchtig Sport bis maximal etwa zwei Stunden vor Ihrer geplanten (festen, siehe oben) Schlafenszeit. Nicht später! Die aufgebaute Wärme wird in diesem zweistündigen Zeitraum vom Kern zur Haut gewandert sein und dem Gehirn signalisieren, dass es Zeit ist, einzuschlafen. Gleiches lässt sich erreichen, wenn man zwei Stunden vorm Zubettgehen ein warmes, am besten heißes, Bad nimmt. Auch dadurch erhöht sich die Kerntemperatur, sodass zwei Stunden später die ideale Hauttemperatur zum Einschlafen vorhanden ist. Paradoxerweise lässt sich das auch durch Abkühlung erreichen: Wenn man die Haut unter einer kalten Dusche, im Schnee oder in der Außenluft abkühlt, führt das ebenfalls zu einer anschließenden Reaktion, bei der Wärme zur Haut geleitet wird. Ob man eine gute Wärmequelle ist, muss man selbst wissen; wenn einem leicht warm wird, kann man die Abkühltechnik nutzen, wenn man Hände und Füße nur schwer warm halten kann, sollte man die Aufwärmtechnik verwenden oder auf körperliche Bewegung setzen.

In den Studien, die wir im Schlaflabor in Amsterdam zur Schlafverbesserung bei Menschen durchgeführt haben, die unter lang anhaltender — sich manchmal über Jahrzehnte hinziehender – Schlaflosigkeit litten, schloss ich oft einen »Vertrag« mit den Teilnehmenden: Sie erstellten einen Tagesplan mit allen Bestandteilen: Lichttherapie, feste Aufstehzeiten, Wärmebehandlungen und körperliche Betätigungen. In regelmäßigen Abständen besprachen wir die einzelnen Bestandteile, um zu sehen, ob alles nach Wunsch verlief, und wir versuchten den Ablauf möglichst so regelmäßig wie möglich zu gestalten.[34] Das ist langweilig, aber wirkungsvoll.

Nach einiger Zeit hatten viele Teilnehmende den Eindruck, zu wissen, welche Maßnahmen für sie am besten funktionierten oder zu ihrem Lebensstil passten, sodass sie die Therapie selbstständig anpassten. Zeigte sich, dass die möglicherweise erzielte Wirkung wieder verpuffte oder sich der Schlaf verflüchtigte, konnten sie immer wieder zu dem alten, strengen Plan zurückkehren. Auf diese Weise stellt sich für jeden, der unter Schlaflosigkeit leidet, ein Gleichgewicht ein zwischen dem Wunsch, sein Leben flexibel zu gestalten, und dem Wunsch nach gutem Schlaf; diese Abwägung muss jeder für sich persönlich treffen.

Bei der Lektüre dieses Kapitels beschleicht manchen sicherlich das Gefühl, gegen etliche Regeln zu verstoßen: nach dem Abendessen Kaffee zu trinken, bis abends spät noch zu arbeiten, das Tablet oder Telefon mit ins Bett zu nehmen. Es gibt eine einfache Regel: Wenn Sie gut schlafen, können Sie tun, was Sie wollen. Der Schlaf stellt sich bei manchen Menschen auf natürlichem Wege so selbstverständlich ein, dass ein Bruch der Verhaltensregeln daran nichts ändert. Allerdings kann sich das Schlafmuster natürlich verschieben. Schlaflose seufzen oft, dass sie früher alles Mögliche tun konnten und dennoch gut schliefen, während ein Kaffee spät am Abend heute unweigerlich das Einschlafen verzögert. Wie bei allen diesen Lifestyle-Regeln gilt die Maßgabe, der Körper selbst bestimmt die Grenze. Menschen, die gut schlafen, können daher tun, was sie wollen, und gegen alle Regeln verstoßen, spüren sie jedoch, dass ihr Schlaf darunter leidet, werden auch sie von den erwähnten einfachen und relativ kleinen Eingriffen in das tägliche Leben profitieren.

9. Ihr Körper hat eine Uhr

Alarmierende Meldungen in der Zeitung:»Die Sommerzeit verursacht Schlaganfälle«, »Von Schichtarbeit bekommt man Krebs«,»Der Jetlag stört die genetische Aktivität«. Es hat den Anschein, als wäre die biologische Uhr ein potenzieller Leidensquell. Warum haben wir eine biologische Uhr, und warum geht sie nicht genau? Und wie kommt es, dass Störungen dieser Uhr unangenehme Folgen haben können?

Die Erde dreht sich in 24 Stunden einmal um ihre eigene Ach-
se. Dadurch gibt es in allen Teilen der Welt einen fortwährenden Wechsel zwischen einer Phase der Dunkelheit, in der die Sonne in Bezug auf unseren eigenen Standpunkt auf der Rückseite der Erde steht, und einer Phase der Helligkeit, in der die Sonne auf unserer Seite der Erde steht. Zwei Aspekte sind bei diesem Wechselspiel von Bedeutung. Erstens variiert die Verteilung von Licht und Dunkel innerhalb dieser 24 Stunden je nach Breitengrad und Jahreszeit. Zweitens ist der Zeitpunkt, an dem sich Hell und Dunkel, mit anderen Worten die Phasen des Rhythmus, abwechseln, je nach Längengrad *überall auf der Welt verschieden* – je weiter man nach Westen geht, desto später wird es dunkel.

Diese beiden Aspekte sind dafür verantwortlich, dass man einen Jetlag erleben kann: Einerseits zwingt der Tag für Tag strikte 24-Stunden-Rhythmus von Hell und Dunkel – und in seinem Schlepptau der Rhythmus von Essen und Trinken, Aufstehzeiten, sozialen Interaktionen usw. – dem Körper den gleichen Rhythmus auf. Andererseits führt jede Veränderung der Ost-West-Position auf der Erde zu einer Abweichung des eigenen Körperrhythmus vom Hell-Dunkel-Rhythmus.

Auch der Körper hat einen Rhythmus. Das erkennt man an unserem Verhalten, an Schlaf und Wachsein, aber auch an Körperfunktionen wie Urinieren, Hormonkonzentrationen im Blut und an der Körpertemperatur. Dieser Rhythmus weist ebenso wie der Tag-Nacht-Rhythmus der Erde zwei wichtige Charakteristika auf, mit mehr oder weniger entgegengesetzten Eigenschaften: Er ist *nicht genau* 24-Stunden lang, und er versucht die Phasen des Körperrhythmus an die Phasen des Hell-Dunkel-Rhythmus des jeweiligen Ortes *anzubinden*, an dem man sich gerade befindet.

Wie lässt es sich erklären, dass sich der Körperrhythmus so vom Rhythmus der Erde unterscheidet? Wäre es nicht praktisch, wenn der Körperrhythmus ebenfalls genau 24 Stunden dauerte und mit dem der Erde parallel liefe? Aus verschiedenen Gründen ist mit dieser Abweichung gerade eine hochpraktische Anpassungsleistung verbunden, von der wir sehr profitieren. Wenn der Körperrhythmus festläge und unabänderlich wäre, könnte man sich überhaupt nicht mehr an ein Land mit einer anderen Zeitzone gewöhnen. Dann würde die innere Uhr des Körpers bei einem Umzug in ein anderes Land permanent vor- oder nachgehen. Außerdem könnten wir unseren Tagesrhythmus im Laufe unseres Lebens nicht mehr ändern: Als Teenager geht man gewöhnlich zu anderen Zeiten zu Bett als junge Eltern oder jemand mit einem Job, für den er früh rausmuss. Daher ist es doch praktisch, dass die Schlafenszeiten ein wenig flexibel sind.

Der Umstand, dass der Körperrhythmus nicht exakt auf 24 Stunden ausgelegt ist, hat zur Folge, dass er jeden Tag einen kleinen Schubs bekommt, der ihn an den festen Rhythmus anpasst. Die meisten Menschen haben einen Rhythmus von etwas mehr als 24 Stunden, bei manchen ist er hingegen gerade kürzer. Die Zeitspanne der Körperuhr scheint von der Veranlagung abzuhängen und eine genetische Basis zu haben. Im Bevölkerungsdurchschnitt beträgt ihre Spanne 24 Stunden und 10 Minuten. Da sich der Körper tagtäglich auf den Erdrhythmus einstellt, kann man ihn auch an seinen eigenen Rhythmus anpassen, zum Beispiel bei Urlaubsreisen. Wenn man von Osten nach Westen reist, wird man eine oder mehrere Zeitzonen passieren. Der Körperrhythmus wird sich auf den Ort einstellen, an dem man sich befindet. Das Anpassungstempo beträgt etwa eine Stunde pro Tag; das ist gut zu wissen, wenn man ausrechnen will, wie lange ein Jetlag anhalten wird. Nach einem Flug von Westeuropa zur amerikanischen Ostküste braucht man also fast eine Woche, um wieder ganz in den richtigen Rhythmus zu kommen.

Im Übrigen ist diese Verschiebung nicht symmetrisch. Die meisten Menschen finden es einfacher, nach Westen zu reisen und dort ständig später zu Bett zu gehen. Nach Osten zu fahren, bedeutet, dauernd früher schlafen gehen zu müssen. Wenn es einem schwerfällt, nach Osten zu reisen und dort entsprechend früher aus den Federn zu kommen, kann man sich darauf vorbereiten: Gehen Sie im Vorfeld der Reise einfach ein paar Tage lang immer eher zu Bett und stehen Sie auch früher auf. Versuchen Sie die Schlafenszeiten um eine Stunde pro Tag zu verschieben, bis die Zahl der Tage den Stunden des Zeitunterschieds entspricht. Sie werden sehen, dass Sie sich dann viel leichter an die Zeitzone Ihres Gastlandes anpassen, denn Sie haben das eigentlich schon vor Ihrer Ankunft getan. | 115

An die biologische Uhr geknüpft, aber nicht mit ihr identisch, ist der jeweilige individuelle Chronotyp (siehe Kapitel 3): Menschen lassen sich in Morgen- und Abendtypen einteilen, und alle möglichen Typen dazwischen. Auch dies ist wiederum teilweise genetisch bedingt, liegt also in der Familie, was aber nicht heißt, dass der Typus ein für alle Mal festläge: Im Laufe des Lebens verändert sich die Tendenz oftmals. Die meisten Abendtypen finden sich unter Heranwachsenden etwa im Alter zwischen 18 und 20 Jahren. Das ist häufig genau die Zeit, in der sie ihr Studium beginnen oder ihre erste Stelle antreten. Von daher ist es wohl kein Wunder, dass die meisten Studierenden gähnend auf den Vorlesungsbänken sitzen. Sie haben einen chronischen Jetlag, da sie so sehr wie zu keiner anderen Zeit ihres Lebens Abendmenschen sind!

Wie müssen wir uns die Körperuhr vorstellen? »Chronobiologie« ist die Wissenschaft, die sich mit der Gesamtheit der rhythmischen Phänomene in der belebten Natur befasst. Im Gehirn von Säugetieren einschließlich des Menschen sitzt im Hypothalamus ein kleiner Kern, in dem die zentrale Uhr angesiedelt ist. Es ist ein winziger Kern mit einem Durchmesser von nur wenigen Millimetern, dennoch haben die Hirnzellen in diesem Kern eine außergewöhnliche Eigenschaft: Sie besitzen ein intrinsisches, das heißt von innen her bestimmtes Aktivitätsmuster mit einem Rhythmus von etwa 24 Stunden, das sich sogar dann messen lässt, wenn die Zellen körperunabhängig in einer Petrischale gezüchtet worden sind.

Die Rhythmik ist die Folge von Genen, die in den Hirnzellen zum Ausdruck kommen und damit deren Aktivität beeinflussen. Dieser Kern, der sogenannte suprachiasmatische Nucleus (SCN), erlegt durch sein Aktivitätsmuster anderen Teilen des Gehirns und des Körpers einen Rhythmus auf. Im Körper verteilt gibt es mehrere Organe und Zellen, die ebenfalls ein rhythmisches Muster aufweisen, selbst in der Leber, sie alle stehen letztendlich offenbar unter dem Einfluss der zentralen Uhr im SCN. Der SCN erhält seinerseits Informationen direkt aus den Augen.

Das Licht, das in die Augen fällt, sorgt dafür, dass der Rhythmus jeden Tag erneut justiert wird, sodass das Aktivitätsmuster, das selbst schon einen Zeitraum von etwa einem Tag umfasst, weiterhin mit dem Hell-Dunkel-Rhythmus und damit auch mit dem konstanten 24-Stunden-Tag Schritt hält. Der SCN ist daher die wichtigste Stelle im Gehirn, an der biologische Rhythmus täglich seinen »Schubs« bekommt.

Dieses Licht wirkt sich nicht auf das Sehen aus, es handelt sich um einen unbewussten Prozess. Das System der zum SCN gesandten Lichtinformationen stellt offenbar einen eigenständigen Mechanismus dar: Im Auge befinden sich spezielle Rezeptoren, die für den blauen Anteil des Lichts besonders empfindlich sind. Die anderen Rezeptoren im Auge, die bekannten Zäpfchen und Stäbchen, mit denen wir Farben und Kontraste sehen können, sind davon unabhängig. Es ist kein Zufall, dass gerade das blaue Licht auf den SCN Einfluss ausübt: Das Sonnenlicht ist relativ reich an blaugrünem Licht – denken Sie nur an den blauen Himmel. Der beste Weg, sich blauem Licht auszusetzen und damit die biologische Uhr immer wieder zu regulieren, besteht darin, Tageslicht auf die Augen fallen zu lassen. Das geht natürlich nicht immer: Es gibt Orte auf der Welt, die durch ihre Lage in der Nähe der Pole monatelang kaum Tageslicht erhalten. Dort besteht das Risiko, dass der Körperrhythmus nicht mehr mit dem Rhythmus der Erddrehung Schritt hält.

Auch in unseren Breiten gibt es Menschen, die zu wenig dem Tageslicht ausgesetzt sind, beispielsweise Senioren oder Menschen mit einer Behinderung. In solchen Fällen können spezielle Lampen für genügend Lichteinstrahlung sorgen. Darauf beruht die Lichttherapie, die nicht nur zur Behandlung jahreszeitlich bedingter Depressionen, sondern auch, wie bereits erwähnt, bei Schlafstörungen eingesetzt werden kann. Eine ordentliche Dosis blaugrün angereichertes Licht kann hier helfen (siehe Kapitel 8 zur Schlaftherapie). Kein Wunder, dass sich der Markt darauf eingestellt hat. Für relativ wenig Geld werden heute Lampen angeboten, die ein hellweißes, bläuliches oder grünliches Licht ausstrahlen. Die Forschung dazu, wie dieses Licht zur Linderung von Körperrhythmus- und Schlafstörungen eingesetzt werden kann, ist in der wissenschaftlichen Welt voll im Gange. Dennoch bleibt festzustellen, dass es am einfachsten und billigsten ist, sich ausreichend dem Tageslicht auszusetzen.

MELATONIN: EIN SCHLAFHORMON?

Ein wichtiger Körperrhythmus, der vom SCN mitreguliert wird, wird an der Ausschüttung von Melatonin sichtbar. Dieses Hormon wird von der im Zentrum des Gehirns liegenden Zirbeldrüse abgegeben und spielt eine wichtige Rolle dabei, dem Körper unter der Regie des SCN einen festen Rhythmus aufzuerlegen.

Die Bedeutung dieses Hormons zeigt sich darin, dass allein schon das Verabreichen von Melatonin zu einer Veränderung der Körperrhythmen und damit des Schlafs führen kann.

Melatonin wird beim Menschen nachts ausgeschüttet; die Abgabe wird vom Licht gehemmt. Melatonin ist daher eigentlich kein Schlaf-, sondern ein Dunkelhormon: Bei Tieren mit einem umgekehrten Tag-Nacht-Rhythmus, die, wie beispielsweise viele Nagetiere, nachtaktiv sind, ist das Hormon gerade in der dunklen Wachphase vermehrt vorhanden.

Da es ein körpereigenes Hormon ist, hat es nur geringe Nebenwirkungen; daher wird es häufig von Menschen verwendet, die ihrem Schlafrhythmus auf die Sprünge helfen wollen. Es ist wichtig, sich klarzumachen, dass Melatonin kein Schlafmittel ist und auch nicht zu diesem Zweck eingesetzt werden sollte. Es ist ein Mittel, das sich auf die biologische Uhr auswirkt, seine Einnahme ist nur sinnvoll, wenn sie zum rechten Zeitpunkt und über einen längeren Zeitraum hinweg erfolgt, um damit den Rhythmus festzulegen.

Welcher Zeitpunkt für die Einnahme am günstigsten ist, hängt vom Verwendungszweck ab (will man den Rhythmus vor- oder zurückverlegen), vom eigenen Rhythmus und von den Schlafvorlieben. Meist ist eine Einnahme am Abend, einige Stunden bevor man zu Bett gehen will, optimal. Bei Fernreisen sollte man die Einnahme von Melatonin also immer ein paar Stunden vor den Zeitpunkt legen, an dem man am jeweiligen Aufenthaltsort schlafen gehen würde. In den Niederlanden war lange Zeit die Melatoninkonzentration in freiverkäuflichen Tabletten aus rechtlichen Gründen sehr gering; die Tabletten enthielten oft nur 0,05 Milligramm Melatonin. Bei dieser Konzentration können sie nur als Placebos erachtet werden; eine wirksame Melatoninkonzentration im Körper erreicht man erst mit Tabletten, die ein Milligramm oder mehr enthalten. In anderen Ländern, etwa in den USA, kann man Melatonin in der richtigen Dosis bekommen. Wenn Sie sich entscheiden sollten, Melatonin zu nehmen, sollten

Sie auf eine wirksame Dosierung achten, bestenfalls auf ärztliche Verordnung. In Deutschland ist Melatonin als Arzneimittel grundsätzlich verschreibungspflichtig.

Mit der Zirbeldrüse, der Quelle des Melatonins, verhält es sich in gewisser Weise eigenartig. Bei Menschen handelt es sich um eine kleine Drüse, die tief zwischen den beiden Hirnhälften in der Mitte des Kopfes liegt. Sie gehört zu den wenigen Teilen des Gehirns, die nur einmal vorkommen. Beinahe alle anderen Teile des Gehirns gibt es in zweifacher Ausführung, links und rechts. Diese Besonderheit, verbunden mit der zentralen Lage der Drüse im menschlichen Gehirn, hat schon vor Jahrhunderten zu zahlreichen Spekulationen Anlass gegeben. René Descartes vermutete in ihr den Sitz der Seele, aus dem einfachen Grund, dass die Zirbeldrüse nur einmal vorhanden ist, während der Rest des Gehirns doppelseitig angelegt ist. Sie müsse also der Punkt der höchsten Integration sein, dachte er.

Von dieser Vorstellung hat sich die moderne Neurowissenschaft verabschiedet, doch noch immer erkennen wir an der Zirbeldrüse eine Reihe bemerkenswerter Eigenschaften. Zwischen den Gehirnzellen der Drüse liegen lichtempfindliche Zellen, die sich mit den Netzhautzellen des Auges vergleichen lassen. Welche Funktion haben diese lichtempfindlichen Zellen dort, so tief im Inneren des Schädels und des Gehirns, wo sie logischerweise kein Licht erreichen kann? Teilweise lässt sich das evolutionär erklären. Bei anderen Tierarten, besonders den Fischen, aber auch bei Reptilien und einer Reihe von Säugetieren, liegt die Zirbeldrüse gerade an der Außenseite des Gehirns, dicht unter der Schädeldecke. Das wenige Licht, das durch die Schädeldecke hindurchdringt, wirkt sich bei diesen Tieren durchaus auf die Funktion der Zellen aus. Vor allem unmittelbar nach der Geburt, oder dem Hervorkriechen aus dem Ei, ist die Schädeldecke noch dünn, sodass das Licht die Funktion der Drüse unmittelbar beeinflussen kann. Beim Menschen lässt sich das Vorhandensein lichtempfindlicher Zellen möglicherweise als evolutionäres Relikt, als eine Erinnerung an unsere Abstammung erklären; obwohl einige Wissenschaftler nachgewiesen haben, dass auch noch bei Erwachsenen Licht in sehr geringen Mengen den Schädel durchdringen kann. In einer nicht ganz ernst gemeinten »Beweisführung« weise ich meine Studierenden manchmal darauf hin, dass die Zirbeldrüse im menschlichen Gehirn genau in der Verlängerung des Gehörgangs liegt. Könnte das denn nicht ein Zugang sein, über den Licht zur Zirbeldrüse gelangt? Dann bräuchte es nicht zu wundern, dass Teenager in der Pubertät oft einen derart gestörten Schlafrhythmus haben ... Denn wer hat schließlich ständig Ohrstöpsel in den Ohren und die Kapuze eines Hoodies über den Kopf gezogen?

DIE BIOLOGISCHE UHR UND DIE GESUNDHEIT

2001 wurden drei unabhängige Studien publiziert, die allesamt belegten, dass bei Frauen mit unregelmäßigen Arbeitszeiten das Brustkrebsrisiko beträchtlich erhöht war.[35] In einer dänischen Studie wurde bei einer Gruppe von 7035 Frauen mit der Diagnose Brustkrebs untersucht, ob sie häufiger nachts gearbeitet hatten. Es zeigte sich, dass in der Gruppe, die häufiger im Schichtdienst gearbeitet hatte, das Brustkrebsrisiko höher war und es bei denjenigen, die dieser Art von Arbeit länger nachgegangen waren, nochmals höher ausfiel.

Eine vergleichbare Studie wurde in Seattle bei 813 Teilnehmerinnen mit Brustkrebs und 793 Kontrollteilnehmerinnen im Alter zwischen 20 und 74 durchgeführt. Auch hier berichteten die Patientinnen mit Brustkrebs, dass sie in den der Studie vorangegangenen Jahren häufiger Nachtdienst gehabt hatten. Bei ihnen zeigte sich, dass die Zahl der wöchentlich geleisteten Nachtdienststunden in Relation zum Brustkrebsrisiko stand.

Diese Resultate bestätigten sich in einer groß angelegten Studie mit 78.562 Krankenschwestern, der »American Nurses'

Health Study«. In dieser prospektiv (vorausschauend) angelegten Studie aus dem Jahr 1988 wurde registriert, wie oft die Schwestern Schichtdienst hatten. Zehn Jahre später zeigte sich, dass der Schichtdienst mit einem höheren Brustkrebsrisiko in Verbindung stand, und anhand des Umfangs und der Zahl der Jahre, die sie diesen Schichtdienst geleistet hatten, ließ sich ein höheres Risiko vorhersagen. Seither ist in diversen Studien in verschiedenen Ländern derselbe Zusammenhang nachgewiesen worden. Die ursächlichen Gründe hierfür lassen sich auf Grundlage einer epidemiologischen Studie nicht ermitteln, aber es könnte mit der Störung des Melatoninspiegels zu tun | haben, da die Krankenschwestern während ihrer Nachtarbeit dem Licht ausgesetzt waren. Melatonin wirkt dem Tumorwachstum nachweislich entgegen, entweder durch eine direkte Wirkung auf die Krebszellen oder durch eine indirekte Einflussnahme, indem es die Ausschüttung der Hormone aus den Eierstöcken, der Östrogene, unterdrückt.

Die »American Nurses' Health Study« wurde über die Jahre kontinuierlich fortgesetzt und lieferte einen Schatz an Informationen über Arbeitsabläufe, Schlaf und Gesundheit. Es ist offensichtlich, dass Schichtdienst, besonders Nachtdienst, mit gesundheitlichen Verschlechterungen in Zusammenhang steht: Frauen, die Nachtarbeit geleistet haben, sind mit höherer Wahrscheinlichkeit übergewichtig, rauchen häufiger, trinken mehr koffeinhaltige Getränke, essen mehr und schlafen nicht so lange wie Frauen, die nie Nachtarbeit geleistet haben.

Diese Relation zwischen Nachtarbeit und Gesundheit hat auch eine altersabhängige Komponente: Wenn sie bei Ausübung ihrer Tätigkeit jünger als 25 waren, konnten keine Auswirkungen auf Gesundheitsfaktoren festgestellt werden. Offenbar ist mit dem Älterwerden auch eine stärkere Sensibilität für die Auswirkungen des Schichtdienstes verbunden. Andere Studien belegen sogar, dass Frauen im Schichtdienst ein höheres Sterberisiko haben und Schichtarbeit das Risiko für Herzbeschwerden steigert[36] – nicht umsonst wird Schichtarbeit im Englischen auch »graveyard shift« (»Friedhofs«-Dienst) genannt.

Mittlerweile sind im Rahmen der erwähnten Nurses-Studie mehr als 177.000 Frauen untersucht worden. Auch zwischen Schichtarbeit und dem Auftreten von Diabetes Typ 2 konnte nach 20 Jahren ein deutlicher Zusammenhang nachgewiesen werden. Dieser Befund wird auch von einer Studie bei 28.731 dänischen Krankenschwestern bestätigt. Dieses erhöhte Diabetesrisiko wird wahrscheinlich durch die Störung der Körperrhythmen verursacht: Auch der Blutzuckerspiegel, Insulin und andere Hormone, die im Energiehaushalt eine Rolle spielen, weisen einen 24-Stunden-Rhythmus auf, der unter dem Einfluss der biologischen Uhr steht.[37] Eine Störung des Körperrhythmus führt allem Anschein nach zu einer Deregulierung der Hormone und des Blutzuckerspiegels. Dadurch erhöht sich die Gefahr größeren Appetits und gesteigerter Kalorienzufuhr sowie von Fettsucht und Diabetes.

Die Schlussfolgerung ist nicht von der Hand zu weisen: Unregelmäßige und vor allem nächtliche Arbeit schadet der Gesundheit. Der Zusammenhang, der sich in Kapitel 3 zwischen Schlafdauer und Sterberisiko gezeigt hat, deutet darauf hin, dass kurz zu schlafen nicht per se ein Problem darstellt; eine durchschnittliche Schlafenszeit von 8 Stunden ist sogar mit einer höheren Sterberate verbunden als ein 6- oder 7-stündiger Schlaf. Wichtiger scheint es zu sein, wie regelmäßig der Schlaf ist. Arbeitszeiten, die von Tag zu Tag wechseln und mit viel Nachtarbeit verbunden sind, stören die Körperrhythmen, welche die biologische Uhr so gewissenhaft beizubehalten versucht. Diese Rhythmen gibt es offensichtlich nicht ohne Grund. Die Gesellschaft wird in den kommenden Jahren vor der Herausforderung stehen, dafür zu sorgen, dass sich die Kosten der 24-Stunden-Ökonomie nicht zu sehr in einer Störung unseres Schlafes und einer Auflösung der hormonellen, metabolischen, körperlichen und der Schlafrhythmen niederschlagen.

10. Träume

Ein Buch über Schlaf ist nicht vollständig ohne ein Kapitel über Träume. Wenige Themen regen unsere Fantasie mehr an; zugleich gibt es kaum ein Thema, über das so viele unterschiedliche Meinungen und Auffassungen kursieren. In einer Zeit, in der der Schlafforschung wieder große Aufmerksamkeit zuteilwird, scheinen Träume noch immer eine der letzten unerforschten Bastionen darzustellen. Dabei gibt es schon frühe Schriften über Träume, beispielsweise von Aristoteles (384–322 v. Chr.) in seiner Abhandlung »Über Träume«.[38] Eine klare Darstellung, in der schon diverse Phänomene Erwähnung finden, zu denen heute noch immer geforscht wird. So thematisiert Aristoteles beispielsweise, was wir heute luzide Träume nennen (übrigens eine Bezeichnung, die auf den niederländischen Psychiater und Schlafchronisten Fredrik van Eeden zurückgeht). Er schildert, dass ein Träumer manchmal spürt, dass die Dinge, die er wahrnimmt, nur geträumt sind, er diese Einsicht hingegen nicht erlangt, wenn er den Traum für wahr hält.

Aristoteles hielt den Traum für eine Art Widerhall oder eine verzögerte Auswirkung der Tageserlebnisse. So wie man, wenn man lange in die Sonne geschaut habe und dann die Augen schließe, an den Innenseiten der Lider eine lang anhaltende Nachwirkung wahrnehmen könne. Das ließ ihn vermuten, dass ein Teil der Sensation noch in der Wahrnehmungsverarbeitung weiterwirkt; entsprechend nahm er an, dass ein Traum analog dazu ebenfalls eine aufgeschobene Wahrnehmung sei. Diese Auffassung, dass Träume eine Art Wiederholung zuvor erlebter Geschehnisse sind, hat sich bis heute vielfach erhalten, wenngleich aufgrund unseres heutigen Wissens über Wahrnehmung, Reiz- und Informationsverarbeitung in unseren Sinnesorganen natürlich mit Unterschieden im Detail.

Für manche ist die Traumwelt ein eigener abgeschlossener Bereich, in den sie sich tagtäglich zurückziehen, für andere sind Träume eine Last, vor allem wenn sie Nacht für Nacht von Angstträumen und Albträumen gequält werden. Über den Inhalt von Träumen sind ganze Bücher geschrieben worden, das Werk der Psychoanalytiker, mit Freud an erster Stelle, hat dazu in erheblichem Maße beigetragen. Es gibt Träume, die häufig wiederkehren, und es gibt sogar Träume, die sich bei verschiedenen Menschen aus unterschiedlichen Kulturen sehr ähneln, etwa den Flug- und Schwebetraum, den Prüfungstraum und den sexuellen Traum.

Versuche, Trauminhalte in Bezug auf Persönlichkeit und zugrunde liegende Störungen zu deuten, haben nur eine sehr geringe Evidenz für einen klaren Zusammenhang geliefert, und die Zeit, in der man Träumen eine Bedeutung, meistens die einer verdrängten und verklausulierten Sexualität, zugeschrieben hat, liegen wohl hinter uns. Eine der besten Abhandlungen, die bisher über Träume geschrieben wurde, ist »Wie wir träumen« von Douwe Draaisma. Darin stellt er die wissenschaftliche Traumforschung dar und widmet sich dem Thema auch unter historischer Perspektive – ein echter Geheimtipp.[39]

Vom neurobiologischen Standpunkt aus lässt sich furchtbar wenig über den Inhalt von Träumen sagen. Wir sprechen eher von dem »messbaren Zustand«, in dem sich Menschen befinden, während sie träumen. Interessanterweise ist es offenbar nicht einmal ganz so einfach nachzuweisen, in welchem Schlafstadium wir träumen. Die Träume mit den weitgesponnenen Erzählsträngen und einer gelegentlich fast filmischen Qualität scheinen jedenfalls während des REM-Schlafs stattzufinden. In dieser Phase ist unser Gehirn aktiv, ähnlich der Aktivität im Wachzustand.

Doch es gibt deutliche Unterschiede: Vor allem die Bereiche der vorderen Hirnrinde, des präfrontalen Kortex, sind während des REM-Schlafs deutlich weniger aktiv als im Wachzustand.

Und das sind nun mal gerade die Bereiche, die wir für rationale Prozesse nutzen: zur Verhaltenskontrolle, Planung und Vorausschau, für komplexe Abwägungen und die Steuerung unserer Aufmerksamkeit usw. Es ist offensichtlich, dass der gelegentlich bizarre Charakter von Träumen auch dem Aussetzen dieser Prozesse zu verdanken ist; die Kontrolle über den mentalen Inhalt lässt nach und überlässt ihn seinem Eigenleben. Auch der Umstand, dass wir uns über diese bizarren Geschehnisse und unlogischen Erzählstränge in unseren Träumen nicht wundern, ist ein Zeichen dafür, dass wir nicht mehr die Verfügungsgewalt über all unsere rationalen Fähigkeiten haben.

Wie bereits dargestellt, befindet sich unser Körper während des REM-Schlafs von außen betrachtet im Tiefschlaf, sieht man einmal von den schnellen Augenbewegungen und den wiederkehrenden Erektionen ab. Die Verknüpfung von REM-Schlaf und Augenbewegungen ist jedoch nicht zwingend: Es gibt auch REM-Schlaf ohne diese Augenbewegungen, in dieser Phase sind die Träume offenbar weniger detailreich. Selbst in der Non-REM-Schlafphase kommt es zu »Träumen«. Sie werden oft als Fetzen, als Bilder oder einfach kreisende Gedanken beschrieben. Weckt man Schlafende auf, werden sie, ganz gleich in welcher Schlafphase sie sich gerade befinden, oft berichten, Visionen, Gedanken oder Träume gehabt zu haben; wir nennen all diese Zustände Schlafmentationen.

Der Inhalt dieser Schlafmentationen ist in den verschiedenen Schlafstadien unterschiedlich: Die Träume im REM-Schlaf sind ausführlicher, detailreicher und betreffen häufiger Interaktionen mit anderen Personen. Auffallend oft ist der Inhalt von Träumen im REM-Schlaf negativ gefärbt. Es ist viel Angst und Aggression mit im Spiel, sowohl beim Träumenden selbst als auch bei den anderen Personen, die im Traum vorkommen. In Träumen, die im Non-REM-Schlaf entstehen, geht es weniger um soziale Interaktionen, und wenn doch, sind sie häufiger freundlicher Natur. Besonders die Schlafmentationen beim Einschlafen kennen viele aus eigener Erfahrung, wir nennen sie »hypnagoge Halluzinationen«. Sie werden oft als statische Bilder oder Muster beschrieben, die sich langsam bewegen. Manche Menschen haben eher auditive Wahrnehmungen oder abstrakte Gedanken, die sich nur langsam verändern. Ich selbst kenne beim Einschlafen farbige Bilder, gewissermaßen Landschaften mit einer reichen Textur, die sich langsam verschieben, als zöge ein farbiger Himmel langsam an mir vorbei.

Wenn man seine Trauminhalte benennen oder behalten will, muss man sich beeilen, denn beim Aufwachen verfliegen die Mentationen nur allzu schnell. Wahrscheinlich, weil die Botenstoffmoleküle (Neurotransmitter), die tagsüber am Lernen und Erinnern beteiligt sind, während des Schlafs nur in sehr geringem Maße vorhanden sind. Offenbar sind die Träume einfach nicht dazu gedacht, in Erinnerung zu bleiben. Das macht das Phänomen Träumen umso rätselhafter. Welche Bedeutung haben all diese mentalen Aktivitäten während des Schlafs, wenn sie nicht dazu gedacht sind, in Erinnerung zu bleiben? Natürlich erinnern wir uns manchmal an unsere Träume, manchmal sogar jahrelang, aber das ist wohl die Ausnahme. Menschen, die sich an ihre Träume besser erinnern können, wachen aus ihren Träumen häufiger für eine kürzere oder längere Zeit auf; sie nutzen diese wachen Momente, um ihren gerade erlebten Traum zu überdenken; erst dadurch behalten sie ihn in Erinnerung. Das unterstreicht, dass Träume in der Regel nicht im Gedächtnis bleiben.

WAS ERZÄHLEN UNS DIE AUGENBEWEGUNGEN ÜBER DEN TRAUM?

Die Theorien darüber, warum wir träumen, sind wie schon erwähnt ganz unterschiedlich. Zu Freuds Zeiten schrieb man dem Traum eine unbewusste Rolle zu, weshalb es auch nicht notwendig war, sich bewusst an ihn zu erinnern. Heutzutage messen Wissenschaftler dem Inhalt des Traums einen geringeren Wert bei, sie erachten ihn als eine willkürliche Sammlung von Gedanken, Erlebnissen und persönlichen Vorlieben, die als bunter Salat serviert wird. Es wird sogar die Ansicht vertreten, Träume existierten gar nicht und wir würden beim Aufwachen rasend schnell, gewissermaßen rückwirkend, den Traum mit Inhalt »füllen«.

Diesen Vorschlag hat vor langer Zeit schon der französische Schlafforscher Alfred Maury gemacht, als er einen ausführlichen Traum über die Französische Revolution beschrieb, der damit endete, dass der Träumende unter der Guillotine lag. Beim Aufwachen hatte sich gezeigt, dass ihm ein Teil des hölzernen Bettrahmens ins Genick gefallen war. Das brachte ihn auf den Gedanken, dass er sich, angeregt von der Wahrnehmung, dass ihn etwas im Genick getroffen hatte, den ganzen Traum im Nachhinein ausgemalt hatte.

Andere Forscher sehen die Augenbewegungen gerade als einen Hinweis darauf, dass der Traum sich tatsächlich »abspielt«, und zwar mit derselben Geschwindigkeit, mit der sich die Geschehnisse im realen Leben vollziehen, und dass die Augen dem Trauminhalt folgen. Dieses Thema beschäftigt die Schlafforscher schon jahrzehntelang. Schon 1957 haben die Entdecker des REM-Schlafs, William Dement und Nathaniel Kleitman, in ihren frühen Abhandlungen über diese Schlafphase berichtet, dass die Richtung der Augenbewegungen mit dem Traumgeschehen korrespondierte: Bei einem Träumenden, der aufgeweckt und zu seinem Trauminhalt befragt wurde, zeigte sich, dass sich die Augenbewegungen kurz vor dem Aufwachen in Richtung des visuellen Feldes zubewegten, in dem die Aktion stattfand. Sie belegten dies mit anschaulichen Beispielen: Ein Schlafender mit deutlichen, abwechselnd aufwärts und abwärts gerichteten Augenbewegungen erzählte, nachdem man ihn geweckt hatte, er habe geträumt, eine Leiter hinaufgestiegen zu sein und dabei aufwärts und abwärts geschaut zu haben; ein anderer mit horizontalen Augenbewegungen erklärte, im Traum dabei zugesehen zu haben, wie sich zwei Menschen gegenseitig mit Tomaten bewarfen.[40]

Solche Beobachtungen wurden in späteren Studien nicht wiederholt, sie sind bis zum heutigen Tage umstritten. Es klingt logisch, dass die Augenbewegungen etwas mit den Erlebnissen im Traum zu tun haben müssen, allein schon deshalb, weil die Augenbewegungen in Art und Tempo den Augenbewegungen, die wir tagsüber machen, ähnlich sind. Doch es gibt auch Bedenken dagegen: Augenbewegungen im REM-Schlaf gibt es auch schon in der Gebärmutter, obwohl das ungeborene Kind zu dieser Zeit noch keine visuellen Erfahrungen gemacht hat. Wie sollte es dann einen visuellen Traum haben können oder wissen, dass man Bildern mit den Augen folgen kann? Auch Menschen, die von Geburt an blind sind, haben die typischen mit dem REM-Schlaf verbundenen Augenbewegungen. In Bezug auf sie lässt sich der gleiche Einwand anführen, obgleich auch sie träumen und manchmal sogar visuelle Träume schildern.

Ein Problem bei der Bestimmung der im Traum wahrgenommenen Aktionsrichtung besteht darin, dass der Körper im REM-Schlaf unbeweglich ist, während im Wachzustand die Aktionsrichtung mithilfe einer Kombination aus Augenbewegungen und Kopf- und Halsbewegungen registriert wird. Augenbewegungen allein sind also nicht ausschlaggebend, um die Richtung oder den Ort des wahrgenommenen Geschehens zu bestimmen. Jüngst konnten aber durch die scharfsinnige Forschung von Isabell Arnulf in Paris wieder neue Belege dafür gewonnen werden, dass die Augenbewegungen mit dem Inhalt von Träumen korrespondieren.[41] Sie nutzte eine bestimmte Störung, die REM-Schlaf-Verhaltensstörung (RBD; *REM Sleep Behavior Disorder*), bei der Patienten im Schlaf nicht die üblichen Lähmungserscheinungen zeigen. Sie bewegen ihre Gliedmaßen und ihren Kopf mitunter sogar sehr heftig. Diese Bewegungen lassen sich gelegentlich als abwehrende, schlagende oder anderweitig erkennbare Bewegungen deuten. Es handelt sich um eine Störung, die manchmal bei der Einnahme von Medikamenten, beispielsweise bei bestimmten Antidepressiva, und wohl auch im Rahmen anderer Störungen auftritt; bei Patienten mit posttraumatischer Belastungsstörung wird sie häufiger beobachtet, sie scheint, mit dem stressigen Inhalt der Träume, die sie heimsuchen, in Zusammenhang zu stehen.

Die Bewegungen können sehr zielgerichtet wirken. So hat man bei einem Patienten Bewegungen beobachtet, als habe er | 129 eine Zigarette zu seinen Lippen geführt, sie in einem fiktiven Aschenbecher abgestreift, sie ausgedrückt und dann weggeworfen. Auch Abwehrbewegungen können klar erkennbar sein, etwa boxende oder schlagende Bewegungen. Von einem befreundeten Schlafforscher hörte ich einmal die Geschichte von einem Mann, der träumte, er sei der Catcher eines Baseballteams und müsse springen, um einen Strike zu fangen. Er sprang aus dem Bett und knallte hart gegen die Wand seines Schlafzimmers. Ein gut dokumentierter Fall[42] ist der eines 67-jährigen Mannes, der träumte, American Football zu spielen. Mit dem Ball in seinen Händen stürmte er in Richtung Grundlinie. Dort traf er auf einen seinen eigenen Aussagen nach »130 Kilo schweren« Verteidiger. Wie es das Spiel verlangt, versuchte er seinen Gegner mit der Schulter beiseitezurammen, doch dann wurde er wach und sah sich einem Schlafzimmermöbel gegenüber, von dem er Spiegel und Lampen heruntergefegt hatte, er hatte sich den Kopf an der Wand und das Knie am Tisch gestoßen. Es kommt übrigens regelmäßig vor, dass ein Patient mit diesen Störungen sich selbst oder seinen Bettpartner verletzt.

Da diese Patienten gezielte Handlungen ausführen und Kopf- und Halsbewegungen vollführen, lässt sich beobachten, ob ihre Augenbewegungen mit diesen Handlungen übereinstimmen und diese wiederum mit den Trauminhalten korrespondieren, welche die Patienten beim Aufwachen schildern. Tatsächlich ergab sich eine starke Übereinstimmung zwischen dem Ort ihres tatsächlichen Handelns, den Augenbewegungen und der Szenerie, wo sich der Traum abspielte. Beispiele von Träumen, in denen sich nach der Schilderung des Patienten die Handlung eindeutig an einem bestimmten Ort ereignete und bei denen seine Augen- und Körperbewegungen damit übereinstimmten, waren: auf der Flucht vor einem angreifenden Löwen zur Seite schauen; einem rechts vom Patienten stehenden Mitarbeiter Aufträge erteilen; ein nicht näher beschriebenes Objekt nach unten drücken und jemandem auf der rechten Seite zuwinken. Ein Patient erzählte, er habe einen Angreifer gewürgt, der unter ihm lag. Ein anderer erzählte, er sei zuerst von links, dann von rechts angegriffen worden. Ein weiterer küsste eine Bekannte, die rechts von ihm stand usw.

Damit war der Hypothese, dass die Augenbewegungen den Trauminhalt widerspiegeln, allem Anschein nach neues Leben eingehaucht worden. Gleichzeitig schien damit unumstößlich dargelegt worden zu sein, dass sich der Traum tatsächlich abspielt und nicht im Nachhinein ersonnen wird. Interessanterweise scheint sich das Tempo des Traums mehr oder weniger am Tempo der »realen« Welt zu orientieren, da die Handlungen in normalem Tempo vollzogen werden – ein Gedanke, den andere Studien bestätigt haben.

Dennoch erklärt das nicht alles: Wie verhält es sich mit dem REM-Schlaf, in dem keine Augenbewegungen, aber sehr wohl Träume auftreten? Man hat festgestellt, dass die Trauminhalte in diesen Episoden von den Träumenden als weiter entfernt beschrieben wurden (zum Beispiel ein Auto, das in der Ferne vorbeifuhr), sodass keine Augenbewegungen notwendig waren, um der Aktion zu folgen. Ein anderes Problem besteht darin, dass die Bereiche des Gehirns, die an der visuellen Wahrnehmung beteiligt sind, zwar aktiv sind, aber die Augenbewegungen nicht von ihnen gesteuert werden, ihr nicht einmal folgen, sondern eher »zufällig« gleichzeitig auftreten. Die Augenbewegungen scheinen aus tieferen Hirnregionen parallel gesteuert zu werden, sodass sie zwar durchaus mit der Aktionsrichtung übereinstimmen können, ohne per se dem visuellen Inhalt des Traumes folgen zu müssen. Das letzte Wort über die Augenbewegungen und den Trauminhalt ist also noch nicht gesprochen.

LUZIDE TRÄUME

Einige werden sie schon einmal spontan erlebt haben, andere müssen dafür »trainieren«. Die Vorstellung, während eines Traums zu realisieren, dass die Geschehnisse nicht real, sondern »nur« ein Traum sind, übt eine große Faszination aus. Stellen Sie sich einmal vor, wir könnten in diesem Zustand, im Bewusstsein, dass wir träumen, ohne dabei aufzuwachen, dem Traum eine Richtung geben? Sollten wir dann unseren Träumen, wenn wir von Angstträumen geplagt werden, eine angenehme Richtung geben können? Könnten wir dann vielleicht Flugträume hervorrufen und atemberaubende Touren unternehmen? Und wenn wir sehr effizient sind, könnten wir dann unsere Träume nicht dazu nutzen, um neue Dinge zu lernen, ohne dafür auf Schlaf verzichten zu müssen?

Luzide Träume (von lat. *lux*: »Licht«) werden heute von verschiedenen Gruppen im In- und Ausland erforscht. Schlafforscher nehmen an, dass es sich dabei um einen Zustand handelt, der in der Mitte zwischen REM-Schlaf und Wachsein liegt, ein Zustand, in dem der Körper immer noch unbeweglich ist und die Naturgesetze (wie die Schwerkraft, die Substanzerhaltung, die Chronologie) scheinbar außer Kraft gesetzt sind, in dem aber gleichzeitig ein bestimmtes Maß an Einsicht sehr wohl möglich ist. In der vorliegenden Forschungsliteratur wird die These vertreten, dass die für den REM-Schlaf so charakteristische Aktivitätsminderung des präfrontalen Kortex teilweise aufgehoben wird. Wir erhalten also gleichsam wieder ein gewisses Maß an kognitiver Kontrolle. Die Kunst besteht nun darin, diesen Zustand beizubehalten und die Aufmerksamkeit nicht in dem Maße zu steigern, dass sich der REM-Schlaf verflüchtigt und man vollkommen wach wird.

Luzide Träume hervorzurufen, ist nicht einfach. Nicht jeder kann das. Es erfordert Übung, aber es gibt verschiedene Tricks, die einem dabei helfen können. Es wird empfohlen, sich einen Notizblock und einen Stift neben dem Bett bereitzulegen, sodass man sich beim Aufwachen den Traum sofort notieren kann. So übt man sich darin, seinen Traum wahrzunehmen. Bei manchen funktioniert auch der Trick, sich vorm Einschlafen selbst zu sagen, dass man luzide träumen will, und dazu auch bereits ein paar Themen bereitzuhalten, denen man im Traum begegnen will. Trifft man dann im Traum tatsächlich darauf, könnten diese dazu führen, dass man sich seines Traums bewusst wird. Es wird auch dazu geraten, sich tagsüber im Wachzustand regelmäßig zu versichern, dass man tatsächlich wach ist. Wenn man das am Tag oft macht, könnte man das auch spontan im Traum und dadurch dann bemerken, dass man in Wahrheit träumt. Beliebt ist auch der Trick, seine Finger zu zählen oder einzeln zu benennen. Am Tage fällt einem das nicht schwer, aber im Traum kann es zu allen möglichen Abweichungen kommen; die Reihenfolge der Finger ist vielleicht anders als normal, man sieht nicht die übliche Anzahl, sie sind farbig, sie schweben oder bewegen sich von der Hand weg, oder der Traum findet irgendwelche anderen seltsamen Formen, um mit der Wahrnehmung zu spielen.

Es sind auch Apparate erhältlich, die Signale aussenden; etwa ein Brillengestell mit einem roten Lichtchen an der Innenseite, das sich so einstellen lässt, dass es bei einer hohen REM-Schlaf-Wahrscheinlichkeit blinkt, meistens in der zweiten Nachthälfte. Gelingt es dem Schlafenden in seinen Träumen irgendwann etwas Rotblinkendes wahrzunehmen, ohne wach zu werden, könnte man anhand des Blinkens erkennen, dass man gerade träumt. Auf der gleichen Idee basieren auch Experimente, die mit Geräuschen und Berührungsreizen einen luziden Zustand auszulösen versuchen.

Schließlich wäre es auch möglich, die Chance auf luzide Träume mit Drogen oder Hirnstimulanzien zu erhöhen. So wird etwa dem Antidepressivum Donepezil nachgesagt, es könne luzide Träume stimulieren. Nachteilig ist natürlich, dass solche Mittel auch Nebenwirkungen haben und man ein verschreibungspflichtiges Medikament nicht ohne guten Grund einnehmen sollte. Eine neuere Studie hat gezeigt, dass eine elektrische Hirnstimulation, bei der die Elektroden äußerlich auf dem Kopf angebracht werden – für die also keine Operation notwendig ist – zu einer höheren Luzidität beim Träumen führen kann, ohne dass der Teilnehmer dabei wach wird. Die Stimulation mit der besten Wirkung hatte eine Frequenz von 25 Hertz und wurde an der Vorderseite des Kopfes angesetzt, wo sie wahrscheinlich den frontalen Kortex aktivierte.[43]

Der Wunsch luzide zu träumen, kann verschiedene Gründe haben. Manche Menschen genießen einfach die Möglichkeiten, die sich ihnen bieten, mit der Logik zu spielen, indem sie fliegen, schweben, sich rasend schnell in ein anderes Land versetzen oder durch die Zeit reisen. Andere versuchen den Zustand dazu zu nutzen, etwas zu erreichen oder für sich zu lösen. Einer dieser Gründe kann darin bestehen, Albträume zu bekämpfen.

Wenn Albträume häufig auftreten und immer wieder in einer panikartigen Flucht enden, sodass man mit einem gehetzten Gefühl aufwacht, können sie Angst vor dem Zubettgehen wecken, Angst davor, dass »dieser Traum« wieder auftreten könnte. Dadurch können sich Albträume mitunter selbst verstärken oder zumindest wiederholen. Um Albträumen entgegenzuwirken, hat man ebenfalls mit luziden Träumen experimentiert. Eine Strategie könnte darin bestehen, sich während eines Albtraums selbst davon zu überzeugen, dass man träumt. Außerdem könnte man aktiv versuchen, den Traum zu verändern und ihm eine positive Wendung zu geben. Statt wegzurennen oder zu flüchten, könnte man versuchen, stehen zu bleiben und der »Gefahr« ins Auge zu blicken oder abzuwarten.

Dahinter steht der Gedanke, dass ein Albtraum vor allem von der eigenen Angst vor der Angst gespeist wird: Was soll denn schon geschehen, wenn man das, wovor man flüchtet, näher kommen lässt? Letztendlich kann einem im Traum nichts passieren, die angsterweckende Vorstellung muss sich auf die ein oder andere Weise auflösen: Der Tiger, der einen verfolgt, erweist sich als harmloses Tier, das nichts Böses im Sinn hat. Es gibt erste Hinweise für einen positiven Effekt solcher Strategien. Ob das wirklich darauf zurückzuführen ist, dass der Inhalt des Traums umgestaltet wird, oder allein schon das »Übernehmen« des Traumes ein Gefühl der Kontrolle vermittelt, ist noch unklar.

Ein anderer Grund für luzides Träumen könnte darin bestehen, gewisse Fertigkeiten zu trainieren. Im Traum kann man, so lange man nur will, bestimmte Übungen ausführen oder trainieren; man kann die Zeit verlangsamen und eine Bewegung in Zeitlupe wiederholen oder betrachten. Manche Menschen geben auch an, dass sie im Traum nicht von Umgebungsbedingungen oder der Schwerkraft eingeschränkt werden und daher die Bewegung in einer reineren Form ausführen können. Zudem könnte man versuchen, eine Übung ein klein wenig schwieriger zu gestalten, man könnte im Traum etwas tun – und damit bereits etwas üben, wozu man eigentlich noch nicht in der Lage ist. In seiner eigenen *Virtual Reality*! Es gibt verschiedene Beispiele von Amateur- und Profisportlern, die luzide Träume nutzen, um ihre Fertigkeiten zu verfeinern. Der deutsche Schlafforscher Daniel Erlacher beschreibt eine Reihe von Fällen:[44]

Turmspringen (Frau, 33): »Ich versuche, möglichst kunst-
voll Salti und Schrauben [...][in meinen luziden Träumen] zu
machen. Da das ganze langsam abläuft – wie in Zeitlupe –, habe
ich die gute Gelegenheit, auf alle Bewegungsabläufe genau zu
achten.« (S. 125)

Sprinttraining (Mann, 38): »Ich beginne dann, meine Beine
bewusster nach hinten wegzustrecken, meine Füße einzuset-
zen und nicht nur vorne die Knie zu heben. Sofort entsteht ein
Vortrieb, den ich vor allem im Bereich des Beckens spüre. Das
Becken schiebt sich auf einmal im Raum schneller voran.«
(S. 127)

Wintersport (Mann, 26): »Ich habe vom Snowboard fahren
geträumt, ich war in einem Park und im freien Gelände und
habe Tricks geübt. Aber ich habe da Tricks gemacht, die ich eigentlich gar nicht so beherrsche und zum Teil noch nie gemacht
habe. [...] Ich habe viel mehr steuern können, was ich für einen
nächsten Trick machen werde.« (S. 135)

Die bisher einzige experimentelle Studie zu potenziellen
Verbesserungen durch das Trainieren während luzider Träume
ist ebenfalls von Daniel Erlacher dokumentiert worden.[45] Die
Hälfte der Teilnehmenden aus einer Gruppe luzider Träumer
erhielt den Auftrag, sich während des Traums darin zu üben,
eine Zehn-Cent-Münze in einen Becher zu werfen. Nach der
Schlafphase hatten diejenigen, die im Schlaf geübt hatten, ihre
Präzision bei der realen Ausführung der Aufgabe verbessert,
während sich bei denjenigen, die zwar luzide geträumt hatten,
aber im Traum nicht trainiert hatten, keine Verbesserung zeigte. Natürlich ist die Studie nicht vollkommen kontrolliert – unter anderem können Aspekte wie die Motivation der Probanden
das Ergebnis beeinflussen –, doch sie bietet immerhin Anre-
gungen, die in Folgestudien besser untersucht werden könnten.
Es könnten Anwendungsmöglichkeiten für Sportler gesucht
werden, die mit Verletzungen zu kämpfen haben und nicht trainieren können, in luziden Träumen aber durchaus in der Lage

sind, die gewünschten Bewegungen auszuführen; desgleichen für Sportler (oder einfach Draufgänger), die sich in ihren Träumen auf gefahrlose Weise auf risikoreiche Aktivitäten wie das Klippenspringen vorbereiten wollen.

TRÄUME ENTSCHLÜSSELN

Der Verwirklichung einer Idee, die unmittelbar der Science-Fiction entsprungen zu sein scheint, ist man unlängst womöglich doch einen Schritt näher gekommen: dem »Lesen« der Träume einer schlafenden Person durch die Messung und Entschlüsselung der dazugehörigen Hirnaktivität. Der Film »Inception« von Christopher Nolan aus dem Jahr 2010 spielt mit diesem Thema. Darin können Träumende, gut verkabelt und vermessen, sogar in den Träumen anderer auftauchen. Leonardo DiCaprio spielt in dem Film einen »Extraktor«: eine Art Spion, der die Trauminhalte anderer ausliest. Er ist erfolgreich, aber auch auf der Flucht vor Dingen, die sich in seinen eigenen Träumen verbergen. Von einem Verbrechersyndikat bekommt er eine neue Chance: Er soll nicht nur Zugang zu den Trauminhalten eines anderen erhalten, sondern auch einen Gedanken in dessen Traum einpflanzen, sodass dieser ihn als eigenen Gedanken ansieht: *Inception* (»Einpflanzung«). Die Vorstellung ist wissenschaftlich ebenso spannend und reizvoll wie beängstigend; viele betrachten ihre Träume schließlich als ihren Privatbereich, oder sie erleben in ihnen Dinge, die nicht ihren eigenen Ansichten oder ihrem Selbstbild entsprechen und die sie daher lieber nicht mit anderen teilen.

Wir gehen davon aus, dass die japanischen Forscher, die 2013 in der renommierten Zeitschrift »Science« einen Artikel dazu publizierten, aus den besten Absichten heraus handelten.[46] Und zur Beruhigung: Das Entschlüsseln von Träumen ist bisher nur sehr oberflächlich und ausschließlich unter kontrollierten Bedingungen im Labor möglich. In ihrem Experiment trainierten die Forscher einen Entschlüsselungsalgorithmus mithilfe eines funktionellen MRT-Scans von wachen Probanden, die sich Bilder anschauten. Die Abbildungen zeigten unterschiedliche Elemente: Menschen, Objekte, Szenen oder Landschaften. Vor dem Schlafen studierten die Probanden zwei unterschiedliche Abbildungen. Während des MRT-Scans wurde auch ein EEG gemessen, um sicherzugehen, dass die Teilnehmenden tatsächlich schliefen.

Immer wenn die Teilnehmenden geweckt wurden, fragte man sie, ob sie gerade Träume (oder besser: Bilder) sahen und diese beschreiben könnten. Es erwies sich, dass sich anhand der Hirnaktivitätsmuster in den visuellen Bereichen des Gehirns kurz vor dem Aufwachen (zwischen 0 und 10 Sekunden davor) vorhersagen ließ, ob die Traumbeschreibungen der Probanden mit einem der beiden Bilder übereinstimmten, die sie zuvor gesehen hatten.

Die Studie machte zwei Dinge deutlich: Erstens ist die Hirnaktivität beim Sehen von Traumbildern mit derjenigen beim Sehen von Bildern vor dem Einschlafen vergleichbar, sodass sich während des Schlafs die Hirnaktivität gleichsam wiederholt. Zweitens ist die Hirnaktivität so spezifisch, dass sich damit der Inhalt eines Traums »abschätzen« lässt.

Mit diesen Resultaten sind wir natürlich noch weit davon entfernt, Träume tatsächlich lesen zu können. Zudem ging es in diesen Experimenten allein darum, statische Bilder zu erkennen, und nicht schnelle Aktionen, bewegte Bilder und Erzählstränge, wie sie uns in echten Träumen begegnen. Die Forscher verwendeten außerdem Traumbilder, die beim Einschlafen auftauchen; von ihnen wissen wir, dass sie anders sind als »echte« Träume, die später während des REM-Schlafs auftreten. Solche Einschlafbilder sind oft statisch oder bestehen nur aus Bildfetzen. Darüber hinaus waren die Traumbilder auch mehr oder weniger aufgezwungen, dadurch dass man den Teilnehmenden kurz vor dem Einschlafen die entsprechenden Bilder gezeigt hatte. Es handelt sich hier also nicht um das Lesen spontaner Träume, sondern um das Wiedererkennen von Hirnaktivitätsmustern, die nach dem »vorherigen Zeigen der Bilder« reproduziert wurden. Der Detektor konnte lediglich die Hirnaktivität, die beim Anblick des einen Bildes entstanden war, von derjenigen bei dem anderen Bild unterscheiden. Damit bleibt das Erkennen spontaner, vom Träumenden eigenständig generierter Träume allem Anschein nach noch Zukunftsmusik.

Eine andere Forschungsgruppe in Deutschland wählte eine andere Strategie: Sie nutzte das Erleben luzider Träumer, mit denen sie im Vorfeld abgesprochen hatte, was sie in ihren Träumen tun sollten, auf praktische Weise. Sie sollten davon träumen, Handbewegungen zu machen und mit einer speziellen Abfolge von Augenbewegungen signalisieren, wann sie das jeweils taten. Der luzide Traum hatte alle Merkmale des REM-Schlafs, unter anderem die Schlaflähmung. Die Handbewegungen wurden also nicht real, sondern nur mental ausgeführt, das heißt: Sie wurden geträumt. Da im REM-Schlaf nur die Augen bewegt werden können, stellten diese für die Teilnehmenden die einzige Möglichkeit dar, deutlich zu machen, dass sie die Handlung tatsächlich träumten. Aufgrund dieser Augenbewegungen konnten die Wissenschaftler untersuchen, ob zu diesem Zeitpunkt eine Hirnaktivität vorhanden war, wie sie normalerweise bei echten Handbewegungen zu beobachten ist. Zwei der sechs luziden Träumer gelang es, den Auftrag auszuführen, bei ihnen sah man, dass in den Hirnregionen, die normalerweise an der Bewegung der Hand beteiligt sind, Aktivität auftrat.

Eine vergleichbare Versuchsanordnung hat Stephen LaBerge, ein Pionier auf dem Gebiet der luziden Träume, verwendet. Er bat luzide Träumer, zu unterschiedlichen Zeitpunkten in ihren Träumen zwei Dinge zu tun: zu singen und zu zählen. Auch hier war den Schlafenden äußerlich nichts davon anzusehen, ein Zeichen dafür, dass sie immer noch im REM-Schlaf lagen. Die Analyse des EEGs ergab jedoch, dass das geträumte Singen mit Hirnaktivität in der rechten Hirnhälfte einherging, während Zählen die linke Hirnhälfte aktivierte. Die Seitenverteilung der Hirnaktivität stimmte mit dem überein, was aufgrund von Messungen auch im wachen Zustand zu erwarten wäre.[47]

Auch bei diesen Experimenten scheint also die während des Traums gemessene Hirnaktivität mit der im Wachzustand beobachteten Aktivität vergleichbar zu sein: ein Zeichen dafür, dass sich Traum und Wirklichkeit auf der Ebene der Hirnaktivität nicht unterscheiden. Es ist daher nicht erstaunlich, dass uns ein Traum unter normalen Umständen so lebensecht erscheinen kann: Für das Gehirn gibt es zwischen geträumter und wacher Aktivität keinen Unterschied, zumindest nicht in den Bereichen, die von der oben erwähnten Forschungsgruppe untersucht wurden. Doch auch aus diesen Experimenten lässt sich noch nicht schließen, dass man anhand von Messungen zeigen könnte, was jemand träumt; sie belegen nur, dass die Hirnaktivität den geträumten Handlungen entspricht, und das auch nur, wenn man längere Zeit dasselbe tut. Die schnelle Abfolge von Hirnaktivitäten, die einer realen Sequenz von Handlungen oder Aktivitäten entspricht, ist viel zu komplex und detailreich, um eins zu eins mit einem Trauminhalt verknüpft werden zu können. Bisher lässt sich nur der *Traumzustand erkennen*, nicht aber die *Traumgeschichte lesen*. Machen Sie sich über Ihre private Traumwelt daher (noch) keine Sorgen!

11. Wie sieht ein Schlaflabor aus?

Das Schlaflabor ist eine besondere Art von Labor mit einer besonderen Art von Forschern – das finden wir jedenfalls. Ein Schlaflabor wie das des Niederländischen Gehirninstituts sieht wie ein Hightech-Hotel aus: Es gibt verschiedene Schlafzimmer mit großen bequemen Betten, Duschen, Toiletten und eine kleine Küche, in der man für die Studienteilnehmenden Frühstück, Mittagessen oder Abendessen zubereiten kann.

Ein zentraler Bereich des Labors ist die Waschküche: Da die Testpersonen hier immer nur ein oder zwei Nächte übernachten, muss viel Bettwäsche gewaschen werden; Waschmaschine und Trockner laufen mehr oder weniger im Dauerbetrieb. An einem großen Tisch mit Zeitschriften können die Teilnehmenden zwischen den einzelnen Studienphasen gemütlich sitzen. Manche bringen auch ein Buch, einen Laptop oder Strickzeug mit. Die Wissenschaftler wuseln dazwischen herum, sodass sich eine bunte Mischung aus Forschern, Apparaten und Studienteilnehmenden ergibt. Letztere sind Testpersonen, Gäste, Zuschauer, Kommentatoren und Mitarbeiter in einem.

Für ein »Hotel« eher unüblich ist die Ausstattung jedes Schlafzimmers mit einem EEG-Gerät: An der Wand ist ein großer Gerätearm befestigt, der die EEG-Haube mit beispielsweise 256 Elektroden mit dem Verstärker verbindet. Die Aufgabe, die Haube zu platzieren, wird peinlich genau ausgeführt, manchmal von zwei Wissenschaftlern gemeinsam. Jede Elektrode muss eigens präpariert und gut mit dem Kopf verbunden werden, damit das Signal des darunterliegenden Gehirns bzw. das EEG empfangen werden kann. Außerdem werden den Teilnehmenden Aufkleber mit einzelnen Elektroden auf das Bein geklebt, um mögliche Beinbewegungen zu messen, sowie zwei unter das Kinn zur Messung von Kopf- und Halsbewegungen. Falls nötig, kann auch die Atmung gemessen werden, um abrupte Atemaussetzer (Atemstopps) zu registrieren. Standardmäßig wird mit zwei auf die Brust aufgeklebten Elektroden auch der Herzschlag gemessen.

Wenn die Haube dann endlich sitzt, bietet das den Teilnehmenden oft Anlass für ein Selfie. Mittlerweile gibt es viele Facebookseiten von breit grinsenden Studienteilnehmenden mit einer imposanten Haube und allen möglichen Aufklebern auf Rumpf und Gliedmaßen. So vorbereitet, kann der oder die Teilnehmende in eines der bequemen Betten schlüpfen, mit der Haube an dem beweglichen Gerätearm, der den Schlafenden die Freiheit lässt, sich im Schlaf zu bewegen und umzudrehen. Abgesehen von der Haube laden die Rahmenbedingungen, wie die großen Betten und die abgedunkelten und geräuscharmen Zimmer, zum Schlafen ein.

Ebenfalls ungewöhnlich, aber weniger auffällig, ist das, was sich hinter den Wänden verbirgt. Jeder Raum ist doppelwandig, um Geräusche, so gut es geht, fernzuhalten. Außerdem verlaufen durch die Wände und die Decke dicke Kabel, welche die EEG-Geräte mit dem Kontrollraum verbinden. In jedem Schlafzimmer steht auch ein Computerbildschirm, mit dem sich, wenn es für die Studien erforderlich ist, Tests durchführen lassen; diese Bildschirme werden ebenfalls vom Kontrollraum aus gesteuert. Außerdem verfügt jedes Schlafzimmer über eine Gegensprechanlage, sodass die Teilnehmenden, wenn sie möchten, mit den Forschern Kontakt aufnehmen können.

Wir haben auch die Möglichkeit, Videoaufzeichnungen zu machen, zum Beispiel von Personen, die unter speziellen schlafbedingten Bewegungsstörungen leiden. Der Kontrollraum ist der »Hot Room« oder das pulsierende Herz des Schlaflabors, die Schaltzentrale, in der alle Daten zusammenlaufen. Hier sitzen wir als Forscher und beäugen die Qualität der Signale auf dem Bildschirm, und hier überwachen wir auch, ob die Probanden schlafen. Es gibt wenige Dinge, die befriedigender sind, als während eines gut laufenden Experiments im

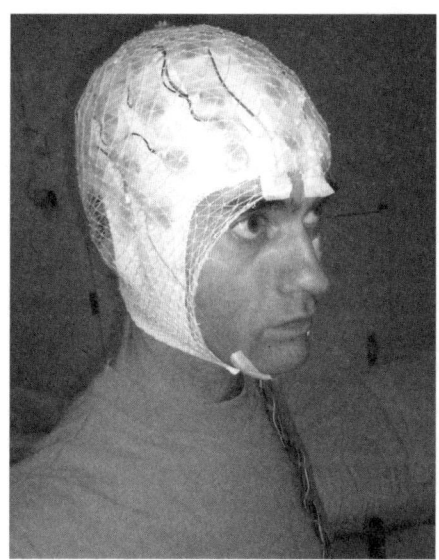

Als Schlafforscher muss man auch immer wieder mal selbst herhalten, zum Beispiel als Testperson, um ein neues Experiment auszuprobieren oder eine neue Methode zu testen.

Kontrollraum zu sitzen und zuzuschauen, wie die Schlafmessung der Testperson über den Bildschirm wandert. Wenn wir die Messungen im Team vornehmen, beobachten wir den Schlaf gespannt und beraten uns flüsternd über das, was wir sehen: War das ein K-Komplex? Habe ich da die erste lange Welle gesehen? Ist der oder die Teilnehmende im REM?

Der Proband ist, wie gesagt, auch ein Mitarbeiter. So empfinde ich es wirklich; Forschung ist ein gemeinsames Bemühen von Forschenden, die eine Frage beantworten möchten, und von Patienten oder Teilnehmenden, die ihren Kopf für eine Nacht zur Verfügung stellen. Doch Schlaf lässt sich nicht immer erzwingen: Messungen misslingen, Geräte versagen, der Schlaf will sich nicht einstellen.

Oder umgekehrt: Er stellt sich ganz unerwartet ein. Wir hatten im Schlaflabor Patienten, die unter Schlaflosigkeit litten, schon jahrelang schlecht schliefen und sich eigentlich an keine normale Nacht mehr erinnern konnten. Für unsere Studie zu

Insomnia kamen sie ins Schlaflabor, um hier fern von zu Hause und weit weg von allem, was sie an den normalen Gang der Dinge erinnert, zwei aufeinanderfolgende Nächte zu verbringen. Es ist schon vorgekommen, dass ein solcher Schlafpatient im Schlaflabor plötzlich zwei vorbildliche Nächte verbrachte. Wunderbar, sollte man meinen, aber ich erinnere mich an eine Frau, die das völlig ratlos machte: Jahrelang kämpfte sie schon mit Schlaflosigkeit, sie hatte das Gefühl, dass ihre Beschwerden von ihrer Familie und ihrem Hausarzt und auch an ihrem Arbeitsplatz nicht ernst genommen würden. Diese Studie sollte ihr nun Gelegenheit geben, sich umfassend untersuchen zu lassen und die Gründe für ihre Schlaflosigkeit herauszufinden. Nachdem sie zwei Nächte, trotz der Haube und der auf ihrem Körper aufgeklebten Elektroden, jeweils sieben Stunden ununterbrochen durchgeschlafen hatte, brach sie am Morgen in Tränen aus: Nun würde ihr niemand je wieder Glauben schenken. Wie sollte sie nachweisen können, dass ihre Schlafbeschwerden echt und ernst waren, wenn sie ausgerechnet im Schlaflabor plötzlich gut schlief?

Wir konnten sie beruhigen, das Phänomen, außer Haus gut zu schlafen, obwohl man damit zu Hause Problem hat, tritt häufiger auf. Möglicherweise lässt sich das auf den Abstand zu den häuslichen Sorgen zurückführen oder auf eine andere Routine, die den Schlaf in anderer Weise einleitet, oder sogar auf ein anderes, bequemeres Bett. Ein Schlafforscher muss sich also in vielen Bereichen auskennen; Schlaf kommt dem persönlichen Leben der Menschen sehr nahe, und seine Erforschung kann emotionale Reaktionen hervorrufen.

Neben unserer Forschung zu Schlafmustern von Patienten, die unter Schlafstörungen leiden, forschen wir auch, um den gesunden Schlaf besser zu verstehen. Wir können zum Beispiel in speziellen Experimenten versuchen, den Schlaf zu beeinflussen. Wenn wir etwas über ein bestimmtes Schlafstadium in Erfahrung bringen möchten, können wir versuchen, dieses

Schlafstadium mittels verschiedenartiger Reize gezielt zu unterdrücken oder umgekehrt gerade herbeizuführen. Wir können die Schlafenden Geräuschen – etwa Sprach- oder Umgebungsgeräuschen – aussetzen, wobei wir ein bestimmtes Schlafstadium oder noch präziser eine individuelle (Teil-)Welle oder eine Schlafspindel anvisieren. Auf diese Weise erfahren wir etwas darüber, in welchem Maße das Gehirn im Schlaf noch in der Lage ist, Informationen zu verarbeiten.

Jüngst haben wir ein geniales System entwickelt, mit dem wir im Schlaf Berührungsreize übermitteln können; ich habe das Experiment in Kapitel 4 ausführlich beschrieben. Zusammenfassend lässt sich als Ergebnis festhalten: Wir können im Schlaf Informationen über Berührung aufnehmen und verarbeiten, und wir können sie in andere Informationen integrieren. Auch Gerüche können während des Schlafes aufgenommen werden; Studien haben nachgewiesen, dass Geruchsspuren vom schlafenden Gehirn auf unbewusster Ebene verarbeitet werden können, möglicherweise mit Auswirkungen auf Prozesse, die in dieser Zeit im Schlaf ablaufen.

Schlafforschung bedeutet für die Forschenden auch immer eine zeitliche Investition; bei den Messungen während des Schlafs muss immer jemand vor Ort sein, daher arbeiten wir im Schichtdienst; es gibt einen Abend-, Nacht- und Frühdienst. Ein Team ist für das Präparieren der Haube und den Beginn der Messungen zuständig, ein anderes Team überwacht nachts die Messungen, und ein weiteres Team ist für den Abschluss der Messungen verantwortlich und koppelt morgens die Haube und die Elektroden ab. Schichtdienst also ... Im vorangegangenen Kapitel habe ich darauf hingewiesen, dass unregelmäßige Arbeitszeiten und unterbrochener Nachtschlaf der Gesundheit schaden können – das bleibt uns also selbst auch nicht erspart ...

Bei manchen Projekten geht es uns nicht um den Nachtschlaf, sondern um eine kürzere Schlafphase: ein Nickerchen.

Beispielhaft dafür sind Projekte, die den Zusammenhang von Schlaf und Gedächtnis erforschen. In diesen Projekten geht es uns nicht um die Erforschung des vollständigen Nachtschlafs zu diagnostischen Zwecken oder zur Bestimmung von Schlafrhythmen, sondern um die Wirkung, die Schlaf auf das Erfüllen von Aufgaben hat.

Wir untersuchen beispielsweise, wie stark nach einer Schlafphase die Erinnerung an bestimmte Dinge ist, die vor dem Einschlafen erlernt wurden. In diesen Fällen ist uns daran gelegen, dass die Bedingungen für die Teilnehmenden möglichst gleich sind, daher achten wir darauf, den Test für alle zur gleichen Zeit durchzuführen. Dabei machen wir uns zunutze, dass die meisten Menschen am frühen Nachmittag oft einen Energieabfall haben. Wir nennen das oft das »Post-Lunch-Tief«, obwohl es mit dem Umstand, dass man gerade gegessen hat, gar nicht so viel zu tun hat; es ist ein fester Bestandteil des Biorhythmus. Wenn man Menschen mit einem gesunden Schlaf mittags, etwa um eins, halb zwei, die Gelegenheit gibt, in einem abgedunkelten und ruhigen Zimmer in ein bequemes Bett zu schlüpfen, werden drei Viertel der Testpersonen mit Leichtigkeit einschlafen. Wir lassen die Teilnehmenden dann beispielsweise anderthalb Stunden schlafen, genug für einen ganzen Schlafzyklus. Ein Vorteil für die Schlafforscher ist dabei natürlich, dass solche Untersuchungen tagsüber stattfinden und keine Nachtarbeit anfällt. Wir müssen allerdings hin und wieder Kontrollexperimente durchführen, um zu sehen, ob die Auswirkungen auf das Gedächtnis und andere Funktionen, die wir nach einem Nickerchen sehen, mit denen eines Nachtschlafs vergleichbar sind.

Ein anderes Beispiel ist die Forschung, die wir nach einer Schlafphase im MRT-Scanner durchführen; eine experimentell anspruchsvolle Arbeit, bei der wir versuchen, die schwierige Kombination von MRT- und EEG-Messungen hinzubekommen. Damit sind wir nicht immer so erfolgreich wie mit den bequemen Betten. Der Scanner verursacht beträchtlichen Lärm, und die starre Rückenlage, bei der der Kopf in eine Kopfstütze geklemmt ist, lädt nicht gerade jeden zum Schlafen ein. Praktischerweise wählen wir vorzugsweise Testpersonen aus, die von sich selbst sagen, gute Schläfer zu sein und leicht einzuschlafen, auch in öffentlichen Verkehrsmitteln, bei Vorträgen usw. Als Forscher ist man schnell geneigt, eine neue Technik an sich selbst auszuprobieren, daher habe ich selbst auch schon einige Male versucht, in einem Scanner einzuschlafen.

Schlafmessungen, die anderen Zwecken als wissenschaftlicher Forschung dienen, können ganz anders aussehen. Wenn man beispielsweise vom Hausarzt für eine Schlafaufzeichnung in eine Schlafklinik oder ein Krankenhaus überwiesen wird, kann es sein, dass man eine Nacht in der Klinik verbringt oder zur Registrierung der EEG-Signale mit den Elektroden auf dem Kopf und einem Kästchen am Hosengürtel wieder nach Hause geht, um dort zu schlafen. In letzterem Falle werden im Krankenhaus die Elektroden von speziell ausgebildeten Krankenschwestern auf dem Kopf angebracht. Da die Messung zu Hause stattfindet, werden sie richtig festgeklebt, nicht mit einer Haube wie im Schlaflabor, sondern einzeln, mit einem Kleber, der sie zwischen den Haaren oder sogar auf dem kahlen Kopf fest fixiert. Am nächsten Tag werden die Elektroden vorsichtig gelöst und entfernt, und das im Kästchen gespeicherte EEG wird gelesen, um es auf subtile Hinweise auf Schlafstörungen hin auszuwerten. Auch Aufzeichnungen der Atmung und der Beinbewegungen sind sehr wichtig, weil sie deutlich nachweisbare Ursachen für Schlafstörungen wie etwa »unruhige Beine« liefern können.

Schlaf ist ein facettenreiches Phänomen, was bedeutet, dass wir als Forscher viele Richtungen einschlagen können. Vieles von dem, was wir erforschen, wird sich vielleicht als Sackgasse erweisen, aber manchmal kann auch etwas, was man zufällig entdeckt, einen Erdrutsch in unserem Wissen auslösen und zu neuen Erkenntnissen von enormer Bedeutung führen – so funktioniert die Wissenschaft nun einmal. Das bedeutet viele Stunden im Labor, um neue Tests auszuprobieren, moderne Methoden anzuwenden und komplexe Analysen durchzuführen – alles in der Hoffnung, den Schimmer einer Antwort auf die Forschungsfrage zu erhaschen und sich gleichzeitig neue Fragen zu stellen, die wiederum zu Folgestudien führen.

Die Schlafforschung blickt auf eine lange Historie zurück, die schon weit vor der Erfindung des EEGs eingesetzt hat. Vieles von dieser Arbeit inspiriert die heutige Forschung noch immer. Ein Beispiel dafür ist eine Schlafkrankheit, die 1765 in Venedig zum ersten Mal beschrieben wurde. Bei einem Arzt entwickelte sich eine seltene, unbekannte Krankheit, der er nach einigen Monaten erlag. Das bedeutsamste Symptom war seine auffallende Schlaflosigkeit.[48] Aus den Beschreibungen geht hervor, dass der Mann monatelang nicht über das Schlafstadium 1 hinauskam. Familienangehörige entwickelten später dieselbe Krankheit, ohne dass jemals eine Ursache gefunden wurde. Mittlerweile hat man diese seltene Erkrankung weltweit bei circa 40 verschiedenen Familien festgestellt. Die Forschung hat einen langen wissenschaftlichen Weg von Venedig über den Kannibalismus in Papua-Neuguinea und den Rinderwahn in Großbritannien bis hin zur Entdeckung von Prionen bzw. gesundheitsschädigenden Eiweißen zurückgelegt. Ein kranker Arzt im Jahr 1765 führte letztlich zu einem Nobelpreis im Jahr 1997.

Kurzum, die Schlafforschung, die wir in unserem Schlaflabor betreiben, ist eine Folgeerscheinung viele Jahrhunderte währender Observationen, die nach Erklärungen verlangten, für die Messmethoden entwickelt und Theorien aufgestellt wurden. Der Schlafforscher, der nachts auf die Schlafspindeln im EEG des Probanden starrt, der im Raum nebenan liegt und schläft, ist ein direkter Nachfahre von Hans Berger, der 1924 in seinem Schlaflabor in Jena das erste EEG bei seinem Sohn aufnahm.

12. Wovon träumt der Schlafforscher selbst?

Im ersten Kapitel dieses Buches habe ich beschrieben, welch ein Schlaraffenland der Variantenreichtum des Schlafes für den Wissenschaftler darstellt, sowohl was das Verhalten als auch die Hirnprozesse während des Schlafs angeht. Schlaf tangiert Krankheit, Gedächtnis, Lifestyle, Sex, Glück, fast alle sehr persönlichen Aspekte unseres Lebens. Schlaf beeinflusst die Hormone, den Stoffwechsel, das Immunsystem und wird seinerseits wiederum von unserer Veranlagung geprägt. Genetische Unterschiede zwischen Menschen können sogar erklären, warum ein bestimmtes Schlafverhalten »in der Familie liegt«. Schlaf betrifft alles und jeden. Ist der Schlaf damit »enträtselt«? Oder träumt der Forscher selbst noch von Möglichkeiten, die sich in der Zukunft auftun könnten?

Schlaf hat als Forschungsthema seit Mitte des vergangenen Jahrhunderts einen enormen Aufschwung genommen. Die profunde Schlafforschung, die in den Fünfzigerjahren mit der Verbreitung von Techniken wie dem EEG einen Impuls bekommen hatte, hat seither eine rasante Entwicklung durchlaufen und darf sich heute des großen Interesses wissenschaftlicher Institutionen, der pharmazeutischen Industrie, der Medien und der breiten Öffentlichkeit gewiss sein. Im Frühjahr 2016 habe ich an einem Kongress über Schlafspindeln, die für die Schlafphase 2 so typischen EEG-Phänomene, teilgenommen. Sicherlich ein kleines Detailthema sollte man meinen, aber es fiel uns überhaupt nicht schwer, uns drei Tage von neun Uhr morgens bis nachmittags um fünf in Vorträgen und Posterpräsentationen damit ausgiebig zu befassen; und auch bei jedem Umtrunk und jedem Abendessen redeten wir ununterbrochen über unser Kongressthema.

Wenn Sie sich fragen, wie es auf einem wissenschaftlichen Kongress von Schlafforschern zugeht: Tagsüber ist die Zeit erfahrungsgemäß auf Vorträge und Präsentationen aufgeteilt, meist findet sich hier eine Mischung von bekannten Namen und jungen Forschenden, die ihre brandneuen Arbeitsergebnisse vorstellen. Neben den Vorträgen ist oft ein großer Teil der Zeit für Posterpräsentation eingeplant. In diesem Zeitblock zeigen erfahrene und junge Forscher ihre neusten, abgeschlossenen oder noch laufenden Projekte auf einem großen Flipchart mit Grafiken, Texten, Resultaten und Prognosen. Bei einer solchen

Posterpräsentation läuft man dann herum und redet mit den Forschern und Forscherinnen, die neben ihrem Poster stehen, über ihre Arbeitsergebnisse. Nicht selten wird einem jungen begeisterten Wissenschaftler, der stolz neben dem ersten Poster seiner Karriere steht, bei dieser Gelegenheit von einer bekannten Größe auf dem Gebiet der goldene Tipp zugeflüstert, mit dem er nach seiner Rückkehr ins Labor seiner Studie den entscheidenden Dreh geben kann; oder man kommt durch das Poster eines anderen auf eine Idee für seine eigene Forschung.

In den Kaffeepausen, den *Lunchbreaks* und den mehr oder weniger formellen Abendessen haben die Wissenschaftler dann wiederum Gelegenheit, über all das, was gerade präsentiert worden ist, weiterzureden. Während eines solchen Dinners sieht man dann den Wissenschaftler aus Argentinien, der gerade sein Examen abgelegt hat, etwas nervös neben der hochangesehenen Professorin aus der Schweiz sitzen, deren Namen er von den Artikeln kennt, die er im Rahmen seines Studiums gelesen hat. Mit ein wenig Glück übernachten die Wissenschaftler auch im selben Hotel, wo man sie noch bis Mitternacht in der Hotellobby über ihre Notizblöcke gebeugt sitzen sieht. In den wenigen Tagen, die ein solcher Kongress dauern kann, gibt es nur einen einzigen Grund für all diese Non-Stopp-Interaktion, eine Triebfeder, die alle miteinander verbindet: Wissen.

Auf dem Schlafspindel-Kongress wurde stolz die Einführung einer neuen wissenschaftlichen Zeitschrift angekündigt, die sich nur mit Schlafspindeln befasst. Es handelt sich dabei um die erste und einzige Zeitschrift, die sich einzig und allein einem Phänomen widmen wird, das sich ausschließlich in einem bestimmten Schlafstadium abspielt, das sich mit dem EEG in einem engen Frequenzbereich zwischen 12 und 16 Hertz wahrnehmen lässt. Man kann das als Erbsenzählerei bezeichnen, aber auch als Hunger nach Präzision, Details, Interpretation und Aufmerksamkeit.

Bei der Teilnahme an einem solchen Kongress erfasst einen die Vorstellung, dass es endlos so weitergehen könnte. Wir haben sicherlich noch nicht das Gefühl, »angekommen« zu sein. Jede Frage ruft wieder eine neue Frage hervor, bessere Untersuchungstechniken führen zum Verwerfen früherer Ideen und zu exakteren Beobachtungen. Der technische Fortschritt kommt uns dabei zu Hilfe. Messverfahren, die früher von Hand durchgeführt werden mussten, werden automatisiert, wie etwa das EEG, das im vorigen Jahrhundert noch von einer Tintenlinie auf einer großen sich drehenden Rolle Papier dokumentiert und danach ausgewertet wurde, heute jedoch von 256 Elektroden erfasst wird, deren Signale digital gespeichert werden.

Der technische Fortschritt dokumentiert sich auch in Messungen bei Tausenden von Teilnehmenden in großen Studien (aufgrund der Möglichkeiten, die das Internet bietet, keine Seltenheit mehr) oder in Computersimulationen von Netzwerken von Hirnzellen, die mit unterschiedlichen Botenstoffmolekülen aufeinander einwirken und elektrische Kontakte herstellen. Diese Simulationen erlauben Prognosen, die sich dann wieder experimentell überprüfen lassen.

Was wird die Zukunft für die Schlafforschung bereithalten? Das ist Kaffeesatzleserei, aber es gibt einige drängende Fragen, von denen ich hoffe, dass wir sie in kommender Zeit untersuchen und klären können. Das sind manchmal erstaunlich grundsätzliche Fragen. Warum träumen wir? Warum schlafen wir? Doch warten Sie mal, hatten wir diese Fragen nicht schon auf den vorherigen Seiten beantwortet? Zum Teil. Teilgründe für den Schlaf sind beispielsweise das Speichern von Erinnerungen, die Unterhaltung des Abwehrsystems, die Säuberung des Gehirns und die Regulierung des Stoffwechsels. Ich habe schon darauf hingewiesen, dass es den *einen* Grund für den Schlaf nicht gibt; und vermutlich werden durch die zukünftige Forschung noch viele Gründe hinzukommen. Wie beeinflusst Nahrung unseren Schlaf? Wirken sich das Gedärm und die Darmbakterien auf den menschlichen Schlaf aus? Welche Effekte hat Licht auf die Genexpression noch zu entdeckender Gene? Wie beeinflussen die Gene die biologische Uhr? Können wir mit einer Verbesserung des Schlafes Krankheiten, etwa Angststörungen und Depressionen, bekämpfen oder zumindest eindämmen, wie im Fall von Alzheimer und Parkinson? Können wir Schlaflosigkeit endlich aus der Welt schaffen und jedem eine ungestörte und erquickende Nachtruhe ermöglichen?

Auch was den Schlafprozess angeht, gibt es noch eine Menge zu verstehen. Eine ganz grundsätzliche Frage, auf die ich bisher noch keine befriedigende Antwort erhalten habe, ist die Frage, warum wir in Zyklen schlafen. Das ist ein überaus komplexes Phänomen, dieser Wechsel von leichtem Schlaf, Tiefschlaf und REM-Schlaf, und das fünfmal in der Nacht, wobei im Laufe der Nacht auch noch eine subtile Verschiebung stattfindet, von mehr Tiefschlaf am Anfang der Schlafphase zu mehr REM-Schlaf am Ende. Gibt es einen Grund für den Wechsel dieser Schlafphasen? Brauchen sie einander? Geschieht zu Beginn jedes Schlafzyklus etwas, was am Ende dieses Schlafzyklus verwendet wird oder notwendig ist? Und warum muss das dann fünfmal in der Nacht geschehen?

Ich wüsste auch gerne, welche Hirnregionen an den verschiedenen Typen von Schlaf beteiligt sind. Die Messmethoden, die uns heute zur Verfügung stehen, bieten uns eine Fülle an Informationen, doch sie sind immer noch begrenzt: Das EEG dokumentiert uns Millisekunde um Millisekunde, ob Hirnaktivität stattfindet, kann aber nur sehr fragmentarisch vermitteln, wo diese Aktivität im Gehirn auftritt. Im Gegensatz dazu ist der MRT-Scanner in der Lage, die Hirnaktivität millimetergenau zu erfassen, kann das Bild aber nur in Intervallen von einigen Sekunden wechseln. Manchmal gewinnt man den Eindruck, als sei man Teil der bekannten Gruppe von Menschen, die mit verbundenen Augen einen Elefanten zu beschreiben versucht, von dem jeder einen anderen Körperteil ertastet: Wer den Rüssel befühlt, wird nicht das Gleiche beschreiben wie derjenige, der | 153 die Ohren oder Füße abtastet.

Es wäre schön, wenn man zur selben Zeit alles überblicken könnte; ideal wäre es, das EEG mit dem MRT kombinieren zu können, doch die beiden Messmethoden stören sich gegenseitig. Wir befassen uns momentan im Labor damit, neue Analysemethoden zu entwickeln, mit denen sich die wechselseitigen Störungen beheben lassen. Doch selbst wenn uns das gelingt, bleibt noch immer das Problem, dass ein MRT-Scanner keine besonders komfortable Umgebung ist, um darin eine Nacht von sieben Stunden zu verbringen. Der Kopf ist eingeklemmt und kann nur wenige Millimeter bewegt werden; es wird warm und vom langen Stillliegen bekommt man Druckstellen; ganz zu schweigen davon, dass es nicht gerade bequem ist, zu schlafen, während der Kopf mit einigen Hunderten Elektroden vollgeklebt ist.

Ich würde sehr gerne große Gruppen von Menschen, junge, alte, gesunde, kranke Männer und Frauen, nächtelang in dem Scanner schlafen lassen, um eine bessere Vorstellung davon zu bekommen, welche winzigen Zellgruppen im Hirnstamm am Übergang von einer Schlafphase in die andere beteiligt sind oder an der Verankerung emotionaler Erlebnisse des Tages.

Ein spannendes Thema, an dem wir derzeit arbeiten, ist die Lichttherapie; ursprünglich eingesetzt, um jahreszeitliche Depressionen zu behandeln und Einwohnern von Polarregionen einigermaßen das Gefühl zu vermitteln, dass es Tag ist, gibt es nun Belege dafür, dass wir den Schlaf damit in weitaus mehr Fällen beeinflussen können und im Kielwasser davon allerlei positive Effekte erzielen. Die Studie, in der mithilfe von Tageslichtlampen der Schlaf dementer Senioren in Pflegeeinrichtungen verbessert wurde, habe ich bereits erwähnt. Daraus ergab sich die Erkenntnis, dass die Verbesserung des Schlafes mit einem weniger starken Nachlassen der Hirnfunktionen verbunden war. Das führte zu der Idee, Licht vielleicht noch umfassender einsetzen zu können. Denn schließlich ist es in vielen Fällen nicht ratsam, dem Schlaf mit Medikamenten zu Leibe zu rücken: Sie haben Nebenwirkungen, verlieren im Laufe der Zeit an Wirksamkeit, machen abhängig und können manchmal gar nicht verschrieben werden, wenn ein Patient schon Medikamente einnimmt, die mit den Schlafmedikamenten interagieren könnten. Licht ist in diesen Fällen ein kostenloses und harmloses Mittel, mit einer unerwartet starken Wirkung.

Wir setzen in Amsterdam die Lichttherapie heute parallel in zwei Untersuchungssträngen bei Menschen ein, die an der Parkinson-Krankheit leiden. Die Patienten unterziehen sich einer Lichttherapie und wir messen den Verlauf der Krankheit und der Bewegungsstörungen, aber auch die Entwicklung von Begleiterscheinungen wie Angst, Depressionen und Schlafbeschwerden, welche die Lebensqualität gravierend beeinträchtigen. Kollegen im In- und Ausland arbeiten an vergleichbaren Studien bei Patienten mit Diabetes, mit Depressionen im Zusammenhang mit Schwangerschaften, und man kann sich für die Lichttherapie viele Anwendungsfelder und Krankheiten denken, bei denen Schlafbeschwerden eine Rolle spielen. Die nahe Zukunft wird uns hoffentlich viel darüber lehren, wie wir den Schlaf verbessern und beeinflussen können, und uns damit zugleich Anhaltspunkte dafür bieten, das Wohlbefinden zu fördern.

Schlafen Sie gut!

Anmerkungen

1 | Berger, H. (1929): Über das Elektroenzephalogramm des Menschen. European Archives of Psychiatry and Clinical Neuroscience, 87(1), S. 527–570.

2 | Rechtschaffen, A. und Kales, A. (1968): A manual of standardized terminology, techniques and scoring system of sleep stages of human subjects. Brain Information Service. Brain Research Institute, University of California.

3 | Lamme, V. (2011): De vrije wil bestaat niet. Prometheus.

4 | Kripke, D. F., Garfinkel, L., Wingard, D. L., Klaubner, M. R. und Marler, M. R. (2002): Mortality associated with sleep duration and insomnia. Archives of general psychiatry, 59(2), S. 131–136.

5 | Niedermeyer, E. und da Silva, F. L. (Hg.) (2005): Electroencephalography: basic principles, clinical applications, and related fields. Lippincott Williams & Wikins.

6 | De Weerd, A. W. und Schreuder, K. E. (2013): Slaap tijdens de levensloop. Leerboek Slaap & Slaapstornissen. Verbraecken, Buyse, Hamburger, van Kasteel, van Steenwijk (Hg.), Acco, S. 83–92.

7 | Schalkwijk, F. J., Blessinga, A. N., Willemen, A. M., Van der Werf, Y. D. und Schuengel, C. (2015): Social support moderates the effects of stress on sleep in adolescents. Journal of sleep research, 24(4), S. 407–413.

8 | Crone, E. (2011): Das pubertierende Gehirn: Wie Kinder erwachsen werden. Droemer.

9 | Kronholm, E., Partonen, T., Laatikainen, T., Peltonen, M., Härmä, M., Hublin, C., Kaprio, J., Aro, A. R., Partinen, M., Fogelholm, M. und Valve, R. (2008): Trends in self-reported sleep duration and insomnia-related symptoms in Finland from 1972 to 2005: a comparative review and re-analysis of

Finnish population samples. Journal of sleep research, 17(1), S. 54–62.

10 | Ferrie, J. E., Shipley, M. J., Akbaraly, T. N., Marmot, M. G., Kivimaki, M. und Singh-Manoux, A. (2011): Change in sleep duration and cognitive function: findings from the Whitehall II Study. Sleep, 34(5), S. 565–573.

11 | Hirshkowitz, M., Whiton, K., Albert, S. M., Alessi, C., Bruni, O., Don-Carlos, L., Hazen, N., Herman, J., Katz, E. S., Kheirandish-Gozal, L. und Neubauer, D. N. (2015): National Sleep Fondations's sleep time duration recommendations: methodology and results summary. Sleep Health, 1(1), S. 40–43.

12 | Walker, M. P., Brakefield, T., Hobson, J. A. und Stickgold, R. (2003): Dissociable stages of human memory consolidation and reconsolidation. Nature, 425(6958), S. 616–620.

13 | Fenn, K. M., Nusbaum, H. C. und Margoliash, D. (2003): Consolidation during sleep of perceptual learning of spoken language. Nature, 425(6958), S. 614–616.

14 | Van der Werf, Y. D., Van der Helm, E., Schoonheim, M. M., Ridderikhoff, A. und Van Someren, E. J. (2009): Learning by observation requires an early sleep window. Proceedings of the National Academy of Sciences, 106(45), S. 18926–18930.

15 | Van der Werf, Y. D., Altena, E., Schoonheim, M. M., Sanz-Arigita, E. J., Vis, J. C., De Rijke, W. und Van Someren, E. J. (2009): Sleep benefits subsequent hippocampal functioning. Nature neuroscience, 12(2), S. 122.

16 | Van der Helm, E., Yao, J., Dutt, S., Rao, V., Saletin, J. M. und Walker, M. P. (2011): REM sleep depotentiates amygdala activity to previous emotional experiences. Current Biology, 21(23), S. 2029–2032.

17 | Lilly, J. C. (1964): Animals in aquatic environments: adaptations of mammals to the ocean. Dill, D. B. (Hg.), Handbook of Physiology: Environment. American Physiology Society, Washington DC, S. 741–757.

18 | Siegel, J. M. (2008): Do all animals sleep? Trends in neuro-
sciences, 31(4), S. 208–213.

19 | Campbell, S. S. und Tobler, I. (1984): Animal sleep: a review
of sleep duration across phylogeny. Neuroscience &
Biobehavioral Reviews, 8(3), S. 269–300.

20 | Mahowald, M. W. und Schenck, C. H. (2004): Rem sleep
without atonia from cats to humans. Archives italiennes de
biologie, 142(4), S. 469–478.

21 | Daan, S., Barnes, B. M. und Strijkstra, A. M. (1991): Warming
up for sleep? Ground squirrels sleep during arousals from
hibernation. Neuroscience letters, 128(2), S. 265–268.

22 | Mazzarello, P. (2000): What dreams may come? Nature,
408(6812), S. 523–523.

23 | Schredl, M. und Erlacher, D. (2007): Self-reported effects of
dreams on waking-life creativity: an empirical study. The
Journal of psychology, 141(1), S. 35–46.

24 | »It's a mood in which curiosity for its own sake can operate
because we're not under pressure to get a specific thing done
quickly. We can play, and that is what allows our natural
creativity to surface.«
»But once we come up with a solution, we must then switch
to the closed mode to implement it. Because once we've
made a decision, we are efficient only if we go through with
it decisively, undistracted by doubts about its correctness.«
Im Internet einsehbar unter: https://genius.com/John-cleese-
lecture-on-creativity-annotated [Zugriff 16. 12. 2018].

25 | Wolf-Meyer, M. J. (2012): The slumbering masses: Sleep,
medicine, and modern American life. University of Minne-
sota Press.

26 | Broughton, R., Billings, R., Cartwright, R., Doucette, D.,
Edmeads, J., Edwardh, M. und Turrell, G. (1994): Homicidal
somnambulism: a case report. Sleep, 17(3), S. 253–264.

27 | American Academy of Sleep Medicine (2014): International Classification of Sleep Disorders. 3. Aufl. American Academy of Sleep Medicine.

28 | Cartwright, R. (2004): Sleepwalking violence: a sleep disorder, a legal dilemma, and a psychological challenge. American journal of psychiatry, 161(7), S. 1149–1158.

29 | https://www.slaapregister.nl/ [Zugriff 16. 12. 2018].

30 | Koga, N., Yamaguchi, T., Lee, K. K. und Kobayashi, H. (2014): Kososan, a standardized traditional Japanese herbal medicine, reverses sleep disturbance in socially isolated mice via gaba A-benzodiazepine receptor complex activation. Phytomedicine, 21(5), S. 697–703.

31 | Kinsey, A., Pomeroy, W. B., Martin, C. und Gebhard, P. (1953): Sexual Behavior in the Human Female. W. B. Saunders.

32 | Brissette, S., Montplaisir, J., Godbout, R. und Lavoisier, P. (1985): Sexual activity and sleep in humans. Biological psychiatry, 20(7), S. 758–763.

33 | Kruger, D. J. und Hughes, S. M. (2011): Tendencies to fall asleep first after sex are associated with greater partner desires for bonding and affection. Journal of Social, Evolutionary, and Cultural Psychology, 5(4), S. 239.

34 | Altena, E., Van der Werf, Y. D., Sanz-Arigita, E. J., Voorn, T. A., Rombouts, S. A., Kuijer, J. P. und Van Someren, E. J. (2008): Prefrontal hypoactivation and recovery in insomnia. Sleep, 31(9), S. 1271–1276.

35 | Swerdlow, A. (2003): Shift work and breast cancer: a critical review of the epidemiological evidence. [132], S. 1–28. Health and Safety Excecutive.

36 | Knutsson, A., Jonsson, B., Akerstedt, T. und Orth-Gomer, K. (1986): Increased risk of ischaemic heart disease in shift workers. The Lancet, 328(8498), S. 89–92.

37 | Garaulet, M. und Ordovás, J. M. (Hg.) (2013): Chronobiology and Obesity, Springer Science+Business Media New York.

38 | Aristoteles (1997): Über Träume. In: Ders.: Kleine naturwissenschaftliche Schriften. Reclam.

39 | Draaisma, D. (2015): Wie wir träumen. Galiani.

40 | Dement, W. und Kleitman, N. (1957): The relation of eye movements during sleep to dream activity: an objective method for the study of dreaming. Journal of experimental psychology, 53(5), S. 339.

41 | Arnulf, I. (2011): The 'scanning hypothesis' of rapid eye movements during rem sleep: a review of the evidence. Archives italiennes de biologie, 149(4), S. 367–382.

42 | Schenck, C. H., Bundlie, S. R., Ettinger, M. G. und Mahowald, M. W. (1986): Chronic behavioral disorders of human REM sleep: a new category of parasomnia. Sleep, 9(2), S. 293–308.

43 | Voss, U., Holzmann, R., Hobson, A., Paulus, W., Koppehele-Gossel, J., Klimke, A. und Nitsche, M. A. (2014): Induction of self-awareness in dreams through frontal low current stimulation of gamma activity. Nature neuroscience, 17(6), S. 810–812.

44 | Erlacher, D. (2005): Motorisches Lernen im luziden Traum: Phänomenologische und experimentelle Betrachtungen. Universität Heidelberg: www.ub.uni-heidelberg.de/archiv/5896. [Zugriff 16. 12. 2018].

45 | Ebd., S. 116–122.

46 | Horikawa, T., Tamaki, M., Miyawaki, Y. und Kamitani, Y. (2013): Neural decoding of visual imagery during sleep. Science, 340(6132), S. 639–642.

47 | LaBerge, S. (1985): Lucid dreaming. Tarcher.

48 | Max, D. T. (2007): The family that couldn't sleep: a medical mystery. Random House.

Danksagung

Dieses Buch ist von der Forschung über Schlaf und Schlafstörungen inspiriert, die im *Nederlands Herseninstituut,* dem Niederländischen Hirninstitut, geleistet wird. Mein großer Dank gilt Eus van Someren für sein Wissen, sein Feedback und seine Unterstützung in den vergangenen Jahren. Kapitel 11 schildert den Alltag in einem Schlaflabor. Jennifer Ramautar möchte ich für ihr Feedback zu diesem Kapitel und für die vielen Nächte, die wir im Labor verbracht haben, danken. Mehrere Menschen haben das Manuskript in unterschiedlichen Stadien gelesen und kommentiert; ich danke Dick Swaab, Jeroen Geurts, Odile van den Heuvel, Jeanette Siemons und Siebren van der Werf für ihre Zeit und die aufmerksame Lektüre.

Zu äußerstem Dank bin ich den Teilnehmenden an unseren Studien verpflichtet, den gesunden Schläfern und den Menschen mit Schlafstörungen, die uns selbstlos ihre Mitarbeit zur Verfügung gestellt haben.